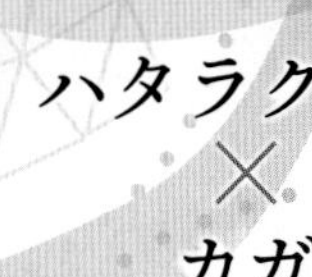
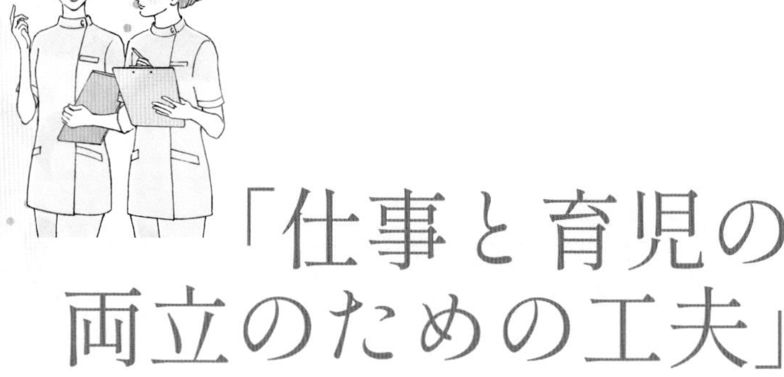

ハタラク×カガヤク

ママさんナース

「仕事と育児の両立のための工夫」

ママさんナース3人の本音トーク

育児と仕事の両立はとてもたいへんです。限られた時間のなかで、どのような工夫をしているのかを話し合ってみました。(国家公務員共済組合連合会 浜の町病院整形外科病棟)

子どもの寝かしつけはどうしていますか？

齊藤：早く寝かせようとして寝かせても、なかなか寝なくてイライラしてしまうので家事を終らせてから22時にいっしょに就寝しています。就寝時に1～2冊絵本を読むとすぐ寝てくれます。就寝時間が遅いのは心苦しいけれど……。

中島：寝かしつけまでは最低限の家事のみにして、20時を目標に寝かしつけます。その後、子どもが寝てから家事をしています。

松村：子どもはもう大きいので今は1人で寝てくれます。以前は、20時に部屋を真っ暗にして子ども2人といっしょに寝て、子どもが寝た後に家事をやったりしていました。その家庭、その子にあった寝かしつけの方法で良いと思うよ。

中島：「寝るまでは家事をしないで子どもといっしょに過ごす！」と割り切ると、家事が進まないことに対してイライラせずに、子どもと過ごす時間もとれるし、早寝早起きで子どもの機嫌も良いです。

家族にどれくらい手伝ってもらっていますか？

齊藤：食事はいつ作っていますか？

中島：日勤の日は前日や朝に食事を作って、帰ってから温めるだけにしています。

松村：休日に食材を買いだめして、作り置きをします。また、炒めたり温めたりするだけの食材を食材宅配サービスで注文したりしています。

中島：私も食材宅配サービスを頼んでいます。買い物に行く回数も減るし便利だよね。家族にどれくらい手伝ってもらっていますか？

齊藤：保育園の送り迎えなどは、夫と調整しています。子どもの体調不良で保育園を休まないといけないときや夜勤時は、夫や両親にみてもらうなど協力してもらっています。仕事に復帰するときは、両親の家に子ども1人だけで泊まる練習をしました。

松村：夫にカレーや親子丼など簡単な食事をつくれるようになってもらいました。小学校入学当初、登校前に出勤するため、自分で鍵をかけてもらう練習をして、最初の数日は親に来てもらい朝の準備や戸締りなどの確認を協力してもらいました。

親が遠方のため頻繁に来てもらうのはむずかしく、夜勤のときは親に頼みづらかったから、夜勤時はすべて夫に協力してもらいました。小学生になったら学童や習い事を始めて、19時ごろに

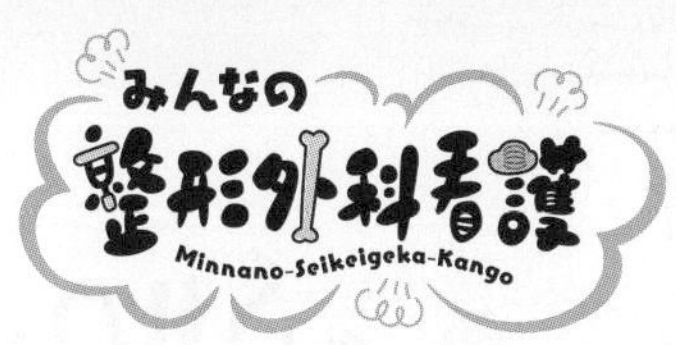

帰るようになりました。子どもを自立させると楽になるし、自立心を育てられます。安全面ではキッズ携帯やGPSを活用しています。

中島：家族の協力は必須だよね。家事はできるときにできるほうがするようにしています。料理は基本的に私が担当しているから、松村さんを見習って、夫にもレパートリーを増やしてもらうように教育していこうかな（笑）。夫も夜勤がある仕事をしているので、夫と勤務の調整をしながら、夜勤に入っています。

この仕事をしていて良かったことはなんですか？

齊藤：残業も多いけど、ほかのスタッフの協力体制もあるから保育園のお迎えもなんとか間に合っているし、スタッフの優しさのおかげで仕事が続けられていると思います。

中島：そうそう、みんなお互いに協力できるので本当に助かります。「今日は絶対帰る！」と決めて、頼める仕事は夜勤スタッフに頼んで、その日勤務しているスタッフみんなで協力して、定時で帰れるように声掛けをしあっています。

中島：みんな、この仕事をしていて良かったなと思うのはいつですか？

　私は家族で旅行に行くのが好きなのですが、平日に休むことができるのがよかったなと思います。遊園地などは空いていることが多いので。旅行に行くとストレス発散になって、「また明日からがんばろう」という気持ちになります。

齊藤：松村さんのような先輩ママさんや中島さんのような子どもが同世代のママさんと情報共有したり、子育ての相談ができるのも良いですよね。家事や育児の工夫など参考になります。

松村：仕事と子育ての両立は大変だけど、職場に行くことが子育てをするうえでリフレッシュにもなっているし、やっぱり仕事は好きだなと思う。毎日仕事をがんばれるのも、家族の協力といっしょに働くスタッフのみんなのおかげだね！

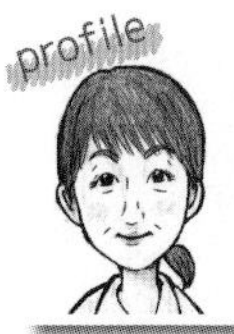

松村知須恵
まつむら・ちずえ
国家公務員共済組合連合会 浜の町病院整形外科病棟 主任
夫と13歳と11歳の男の子4人暮らしです。母が近隣の長崎県に住んでいます。

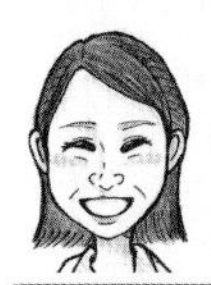

中島知世
なかしま・ともよ
国家公務員共済組合連合会 浜の町病院整形外科病棟
経験年数14年目です。夫と5歳、3歳、1歳の3兄弟の5人暮らしです。義理の両親が近くに住んでいます。

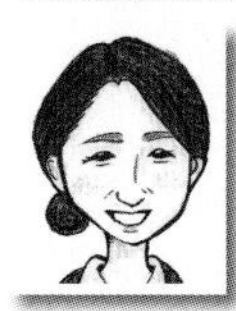

齊藤美穂
さいとう・みほ
国家公務員共済組合連合会 浜の町病院整形外科病棟
経験年数14年目です。夫と3歳の娘と3人暮らしです。

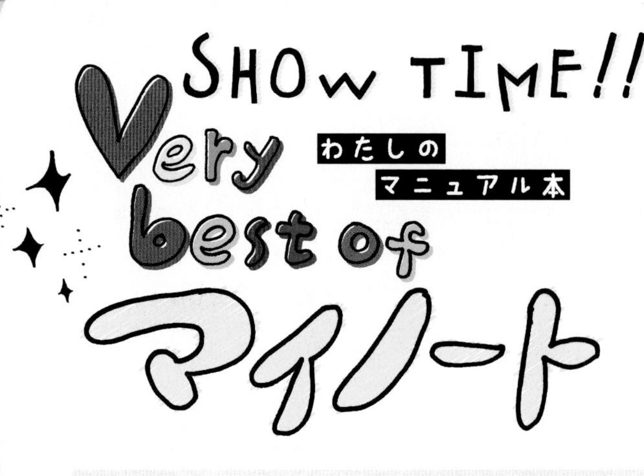

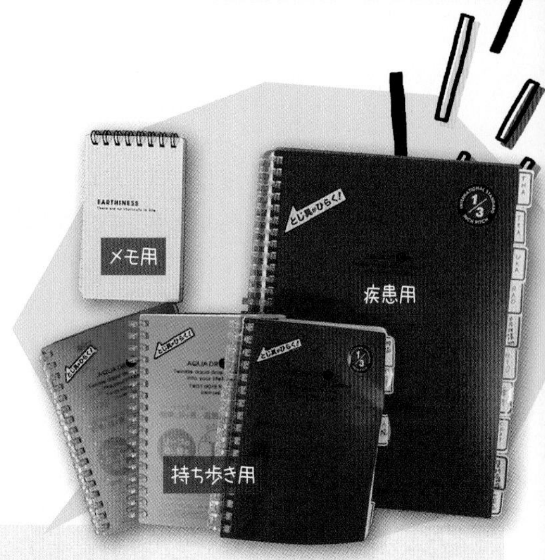

疾患用、メモ用、持ち歩き用に分けて使用！！

私は、整形外科・小児科病棟の整形外科チームで働いています。当院は、人工膝関節置換術（以下、TKA）・人工股関節置換術（以下、THA）の症例が多く、それぞれ年間150件ほどあります。ノートは5冊あり、疾患用、メモ用、持ち歩き用と分けています。

疾患用のノートは、症例が多い順にラベリングを行い、すぐに確認できるようにし、適応疾患、手術内容、合併症、術後の看護のポイント、退院指導に分けてまとめています。

THAでは、脱臼肢位を患者さんに指導する場面もあるため、写真やイラストを用いることでイメージしやすく工夫しました。実際に患者さんにパンフレットを使用しながら説明するときも、ノートに写真やイラストを記載していたので、患者さんの質問に脱臼肢位をとりながら答えたり、ノートを見せて説明したりするのに役立ちました。

写真やイラストを用いて、生活の場面でも指導できるように工夫！！

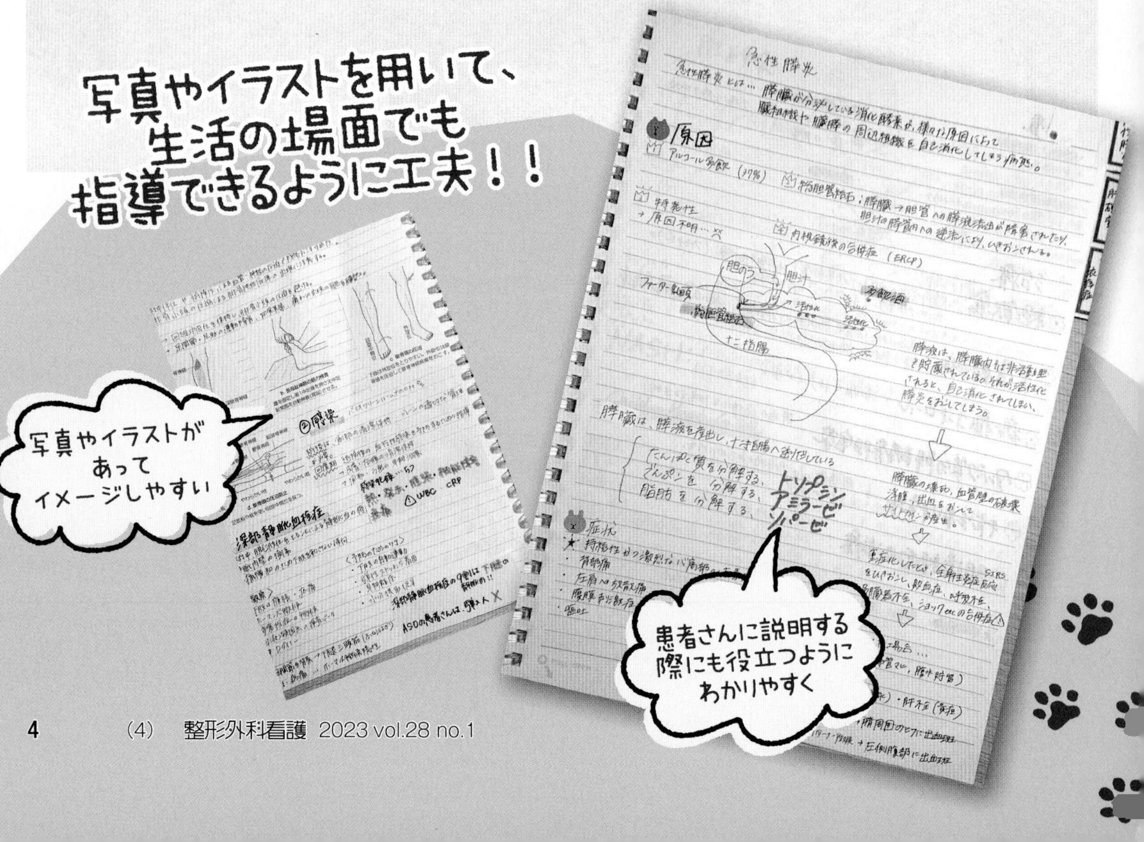

写真やイラストがあってイメージしやすい

患者さんに説明する際にも役立つようにわかりやすく

付箋や色ペンを使用し、一目で内容がわかるノートに！！

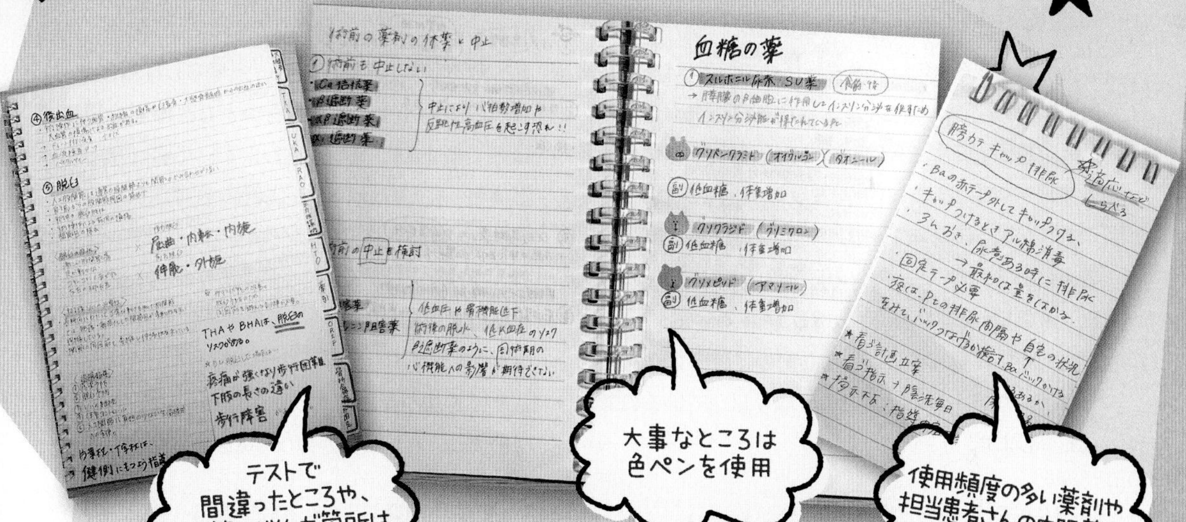

テストで間違ったところや、解答に悩んだ箇所は付箋に書いてまとめる

大事なところは色ペンを使用

使用頻度の多い薬剤や担当患者さんの内服薬はA6ノートにメモする

入職して６カ月経ったころに、プリセプターが独自に作成してくれたチェックテストを受けました。チェックテストで間違ったところや解答に悩んだところなどを付箋で追加し、一目でわかるように工夫しました。

メモ用ノートにははじめて見学する処置、わからない医療用語や看護用語などを簡単にメモしています。自宅でメモ用ノートを見返して、必要物品や手順、注意点をまとめてA6サイズの持ち歩き用ノートに記入しています。経験が少ない処置があっても安心です。

また、病棟で使用頻度の多い薬剤や担当患者さんの内服薬もまとめています。ピンクが好きなので、業務中に笑顔で働けるようにピンク色のペンをもつようにしています。

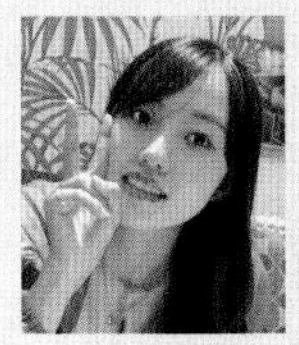

国家公務員共済組合連合会 浜の町病院整形外科病棟
冨松果琳（とみまつ・かりん）

病棟では手術を受ける患者さんが多く、術後はできないことができるようになり、退院していく姿をみるとやりがいを感じます。希望していた部署で、日々楽しく働いています。同期と支え合いながら日々がんばっています。

勉強会、研修、委員会etc+

新しいこと 始めてみた

退院支援チームの活動を始めてみた

米田病院の紹介

医療法人米田病院は、名古屋市内にある54床の整形外科に特化した、入院基本料6（2022年3月までは入院基本料7）の急性期病院です。2021年度の病床平均利用率75.6%、平均在院患者数40.8名、平均在院日数2022年1～3月の平均13.1日、退院患者数は778名でした。外来の平均患者数は約120名/日、2021年度年の手術件数は337件でした。

当院では高齢社会の問題としての退院支援を、職種を超えたチームの活動として取り組んでいるのでご紹介します。

退院支援への取り組み

当院は一般的な整形外科疾患だけではなくスポーツ外傷の患者さんも多く、入院患者は若い人から高齢者まで幅広いのが特徴です。当院の退院患者の年齢分布を**表**に示します。高齢の患者さんも多く入院されていますが、在宅復帰率は94.9%です。

しかし、高齢者が自宅に帰る場合も、施設（老人保健施設・特別養護老人ホーム・グループホームなど）に入所する場合も調整が必要で、その支援は多岐にわたり、困難をきわめる事例もめずらしくはありません。「家に帰りたい」高齢者と、「同居は無理」と感じる家族、「独居での一人暮らしは転倒・骨折などの問題が生じる」と危惧する医療者の間には、複雑で多くの問題が存在します。患者さん、家族、医療者、在宅療養関係者（以下、在宅関係者）の間で「自己決定支援」に基づいた調整を心がけていますが、行ったり来たりすることも多々あります。また、この調整はすべての関係者が満足する結果にすることはむずかしく、お互いの折り合いをつけるためには症例ごとの支援が必要です。この行ったり来たりする調整期間は、在院日数が伸びる原因にもなっています。

退院支援チームの立ち上げと活動

そこで、当院では退院支援のため2018年6月に退院支援看護師1名、事務（患者相談室担当）1名、理学療法士1名をメンバーとした退院支援チームを立ち上げましたが、なかなか軌道に乗りませんでした。2021年9月に、医療ソーシャルワーカー（MSW）（専従）1名（現在は2名体制）、退院支援看護師（専任）1名、理学療法士1名で退院支援チームを再編成し、本格稼働となりました。さらに、2021年12月から総務課のメンバーも参加し、病院全体での活動をスタートさせることができました。

退院支援チームの活動

月・水・金曜日の15時から30分間で判定会議を行っています。会議では、紹介患者さんの転院に関する判定と在院患者さんの退院支援に関して検討しています。

退院支援の活動として、主治医の治療方針をもとにMSWは患者さんの入院前の状況や、在宅関係者・家族からの情報収集を行います。看護師は担当看護師を中心に、患

表　年齢別退院患者（2021年実績）

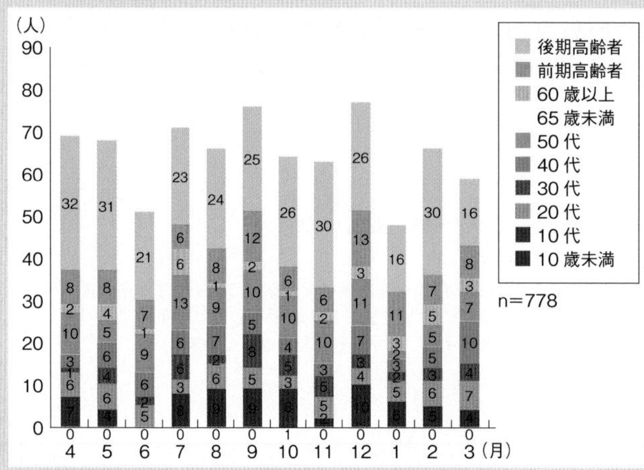

①ADL 経過

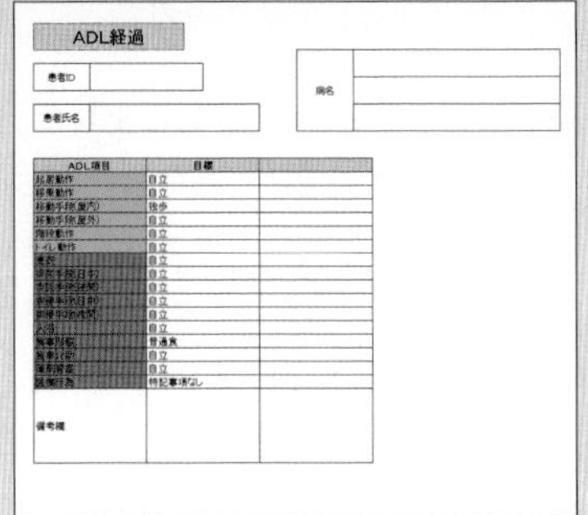

ADL経過

患者ID	
患者氏名	

病名	

ADL項目	目標	
起居動作	自立	
移乗動作	自立	
移動手段(屋内)	独歩	
移動手段(屋外)	自立	
階段動作	自立	
トイレ動作	自立	
[illegible]	自立	
[illegible]	自立	
[illegible]	自立	
[illegible]	自立	
[illegible]	自立	
入浴	自立	
[illegible]	普通食	
[illegible]	自立	
[illegible]	自立	
[illegible]	特記事項なし	
備考欄		

②退院支援経過

退院支援経過

患者ID	
患者氏名	

病名	左変形性膝関節症
	右人工膝関節置換術後
	左人工股関節置換術後

日付	記載者	経過記録	今後の支援	Ns	Rh	MSW
4/11	担当MSW					○
4/7	担当MSW		MRSA検査結果出次第、施設へ共有、家族面談後退院日調整。			○
4/6	担当MSW	見本	家族面談、診断書完成次第、退院日調整。	○		○
4/5	担当MSW		4/6施設決定連絡頂く。	○		○
3/31	担当MSW		施設からの連絡待ち。	○		○

③生活レベル調査　家屋構造

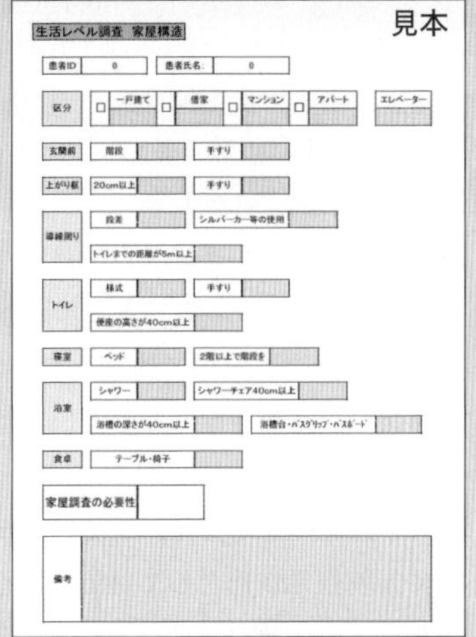

見本

生活レベル調査　家屋構造

患者ID	0	患者氏名:	0

区分	□ 一戸建て	□ 借家	□ マンション	□ アパート	エレベーター
玄関前	階段	手すり			
上がり框	20cm以上	手すり			
廊練周り	段差	シルバーカー等の使用			
	トイレまでの距離が5m以上				
トイレ	様式	手すり			
	便座の高さが40cm以上				
寝室	ベッド	2階以上で階段を			
浴室	シャワー	シャワーチェア40cm以上			
	浴槽の深さが40cm以上	浴槽台・バスグリップ・バスボード			
食卓	テーブル・椅子				
家屋調査の必要性					
備考					

図　退院テンプレート

者さんの希望を確認しながら方向性の検討と患者さんへの説明を、理学療法士は患者さんの現在の状況に基づいた日常生活動作（ADL）評価を、総務課は記録・他施設とのオンライン面談の設定を行っています。

情報共有の工夫

また、参加できないメンバーにも退院支援に関する情報を共有できるように、「退院テンプレート（退院に関する取り組みの記録）」（**図**）などの情報用紙を作成し、活用しています。現在は入院前の情報が散在してわかりにくい状態なので、わかりやすく活用できるように「入院時テンプレート（入院時の看護記録予診以外の情報として福祉サービスやADLなどの情報収集用紙）」の作成を検討しています。

結　果

2021年度退院患者778名の在宅復帰率は94.9%です。その内訳として、前期高齢者100名（12.8%）、後期高齢者300名（38.6%）で、65歳以上の高齢者が400名（51.4%）と半数を占めていました。

退院支援チームが本格的に活動を始めた2021年9月から2022年3月までの前期高齢者の退院患者は63名、後期高齢者は169名、合計232名です。そのうち退院支援チームの介入は143件でした。

また、在院日数は2021年4月の10.1日より2022年3月は13.1日と延びていました。これは退院調整ができなかったというよりは、コロナ禍のため後方施設への入所までの日数が伸びたことが原因ではないかと考えます。

おわりに

退院支援チームは本格稼働したばかりで、今回は活動の成果を数字で表すことはできませんでした。しかし、多岐にわたる問題を抱える高齢者・家族に対し、院内の多職種からなるチーム力により、活気のある支援ができるようになったと自負しています。今後の退院支援チームのさらなる活動に期待したいと思います。

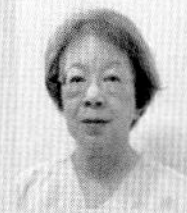
医療法人米田病院看護科 前看護部長
西　幸子（にし・さちこ）

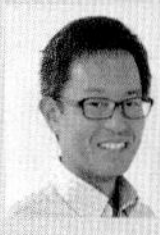
医療法人米田病院総務課
西條　嘉人（さいじょう・よしと）

ここがポイント！

うちのパンフレット紹介

幅広い年齢層の患者さんを対象に、入院時に気をつけてほしいことについてのイラスト付きパンフレットを作成。患者さんがより良い入院生活を送れるようになった！

医療法人社団昴会
日野記念病院

作成したきっかけ

当病棟は脊椎の手術を目的とした患者さんが入院しています。10～90歳代と年齢層は幅広く、患者さんのなかには口頭で説明しても理解が不十分であったり、医療者がわかっていてほしい内容とは異なる捉え方をする人も少なくありません。そのため、どの年齢層の患者さんにも正しい知識をもち、安心して入院生活を過ごしていただけるようにという思いから、当病棟のオリジナルパンフレットを作成しました。

工夫した点は？

ポイント その1

読みやすく、わかりやすい内容

どの年齢層でも目を通しやすく、読みやすいように、字の大きさや色調を考えました。また、イラストを挿入することで、具体的に想像でき、理解しやすいように作成しています。

ポイント その2

医師監修のもと、必ず守ってほしい要点を記載

当病棟の医師監修のもと、必ず守ってほしいこと、気を付けてほしいことの要点だけを記載しました。事前に主治医が手術時や入院生活について説明をしますが、それだけですべて理解できる患者さんは少ないため、パンフレットを読み直すことで、入院生活での注意点がわかるようになっています。

ポイント その3

入院前に予習してもらう

パンフレットは入院前に患者さんにお渡しし、入院までの期間に自宅で復習できるように持ち帰ってもらっています。

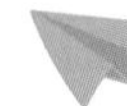

使ってみた感想

以前は入院当日にパンフレットの内容をすべて説明していました。患者さんからは「一度にいろいろなことを言われて逆によくわからない」「不安、心配」という声が多くありました。入院手術が決定した時点でパンフレットをお渡しし、自宅で事前に目を通してきてもらうことで、「入院時のだいたいの流れや注意点はわかっている」という声が多くなりました。聞きたいところや、気をつけてほしい項目にアンダーラインを引いてくる患者さんもいます。

看護師にとっても「要領よく患者さんへ指導説明ができる」「項目のすべてに根拠があるため新人看護師だけではなく、皆の学びになる」と、双方から好意的な感想が挙がっています。

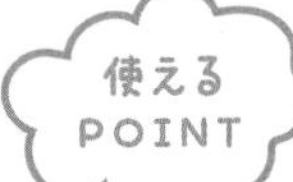

- ☑ 字の大きさや色調が調整されており、どの年齢層でも読みやすい
- ☑ 更新を重ね続けることにより、患者さんがより良い入院生活を送れる
- ☑ 入院前に配布することで、入院中の流れや注意点がわかる

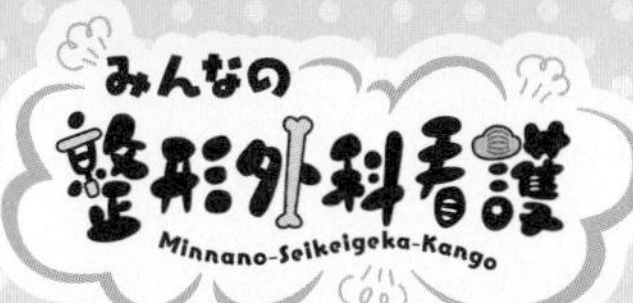

入院中の流れや注意点がわかるパンフレット

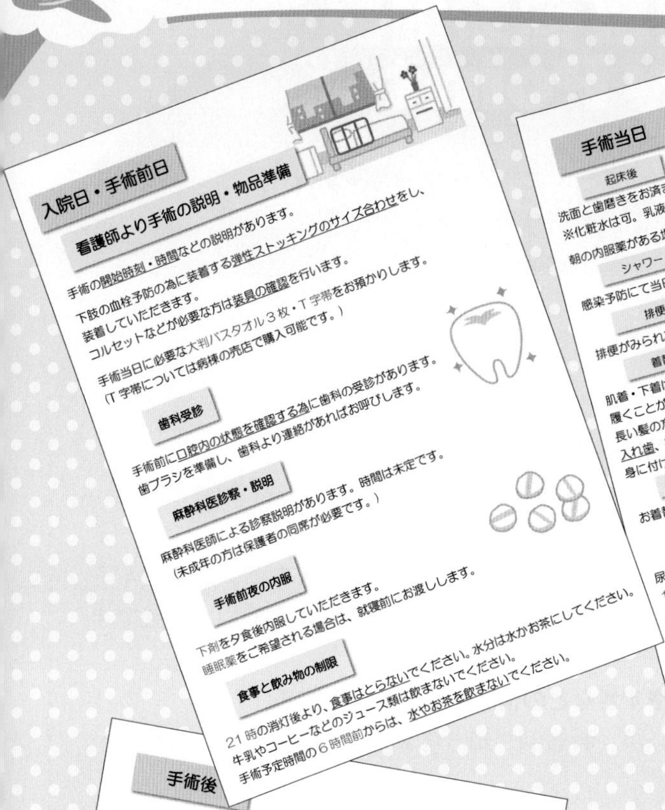

入院日・手術前日

看護師より手術の説明・物品準備

手術の開始時刻・時間などの説明があります。
下肢の血栓予防の為に装着する弾性ストッキングのサイズ合わせをし、装着していただきます。
コルセットなどが必要な方は装具の確認を行います。
手術当日に必要な大判バスタオル３枚・T字帯をお預かりします。
（T字帯については病棟の売店で購入可能です。）

歯科受診

手術前に口腔内の状態を確認する為に歯科の受診があります。
歯ブラシを準備し、歯科より連絡があればお呼びします。

麻酔科医診察・説明

麻酔科医師による診察説明があります。時間は未定です。
（未成年の方は保護者の同席が必要です。）

手術前夜の内服

下剤を夕食後内服していただきます。
睡眠薬をご希望される場合は、就寝前にお渡しします。

食事と飲み物の制限

21時の消灯後より、食事はとらないでください。水分は水かお茶にしてください。
牛乳やコーヒーなどのジュース類は飲まないでください。
手術予定時間の６時間前からは、水やお茶を飲まないでください。

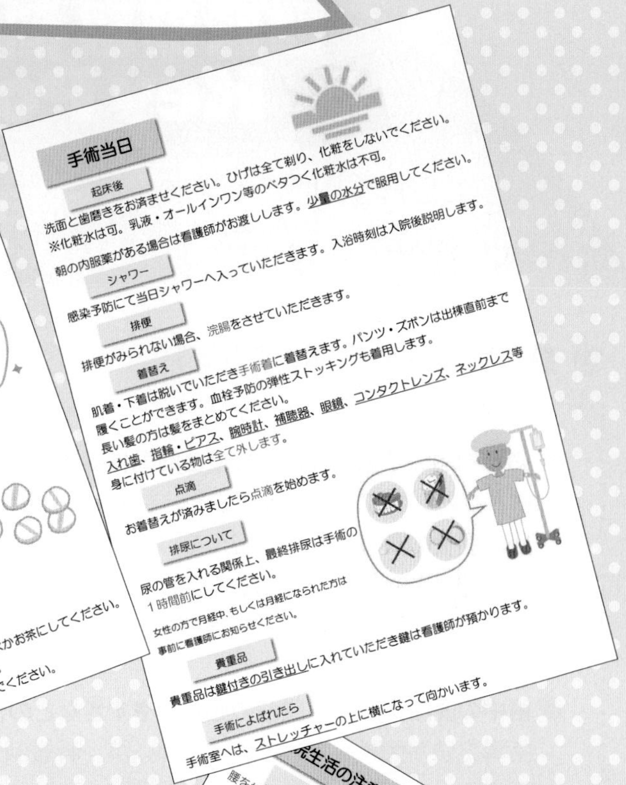

手術当日

起床後

洗面と歯磨きをお済ませください。ひげは全て剃り、化粧をしないでください。
※化粧水は可。乳液・オールインワン等のベタつく化粧水は不可。
朝の内服薬がある場合は看護師がお渡しします。少量の水分で服用してください。

シャワー

感染予防にて当日シャワーへ入っていただきます。入浴時刻は入院後説明します。

排便

排便がみられない場合、浣腸をさせていただきます。

着替え

肌着・下着は脱いでいただき手術着に着替えます。パンツ・ズボンは出棟直前まで履くことができます。血栓予防の弾性ストッキングも着用します。
長い髪の方は髪をまとめてください。
入れ歯、指輪・ピアス、腕時計、補聴器、眼鏡、コンタクトレンズ、ネックレス等身に付けている物は全て外します。

点滴

お着替えが済みましたら点滴を始めます。

排尿について

尿の管を入れる関係上、最終排尿は手術の１時間前にしてください。
女性の方で月経中、もしくは月経になられた方は事前に看護師にお知らせください。

貴重品

貴重品は鍵付きの引き出しに入れていただき鍵は看護師が預かります。

手術によばれたら

手術室へは、ストレッチャーの上に横になって向かいます。

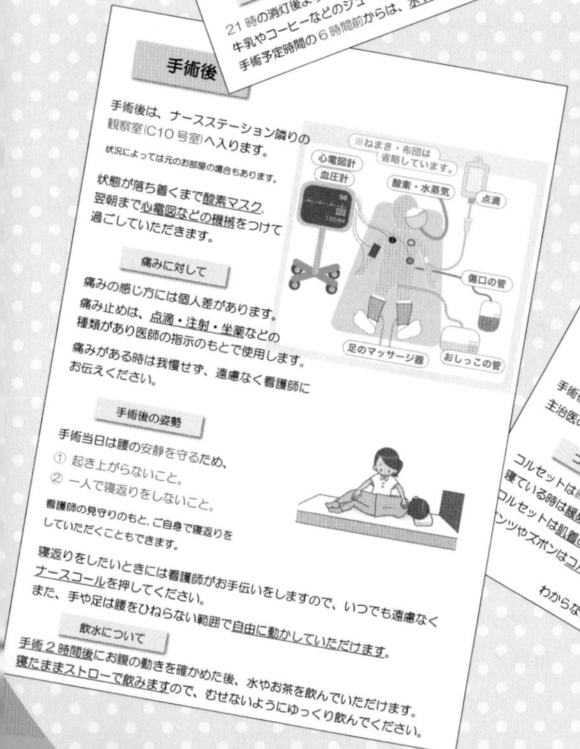

手術後

手術後は、ナースステーション隣りの観察室(C10号室)へ入ります。
状況によっては元のお部屋の場合もあります。
状態が落ち着くまで酸素マスク、翌朝まで心電図などの機械をつけて過ごしていただきます。

※ねまき・布団は省略しています。
心電図計
血圧計
酸素・水蒸気
点滴
傷口の管
足のマッサージ器
おしっこの管

痛みに対して

痛みの感じ方には個人差があります。
痛み止めは、点滴・注射・坐薬などの種類があり医師の指示のもとで使用します。
痛みがある時は我慢せず、遠慮なく看護師にお伝えください。

手術後の姿勢

手術当日は腰の安静を守るため、
① 起き上がらないこと。
② 一人で寝返りをしないこと。
看護師の見守りのもと、ご自身で寝返りをしていただくこともできます。
寝返りをしたいときには看護師がお手伝いをしますので、いつでも遠慮なくナースコールを押してください。
また、手や足は腰をひねらない範囲で自由に動かしていただけます。

飲水について

手術２時間後にお腹の動きを確かめた後、水やお茶を飲んでいただけます。
寝たままストローで飲みますので、むせないようにゆっくり飲んでください。

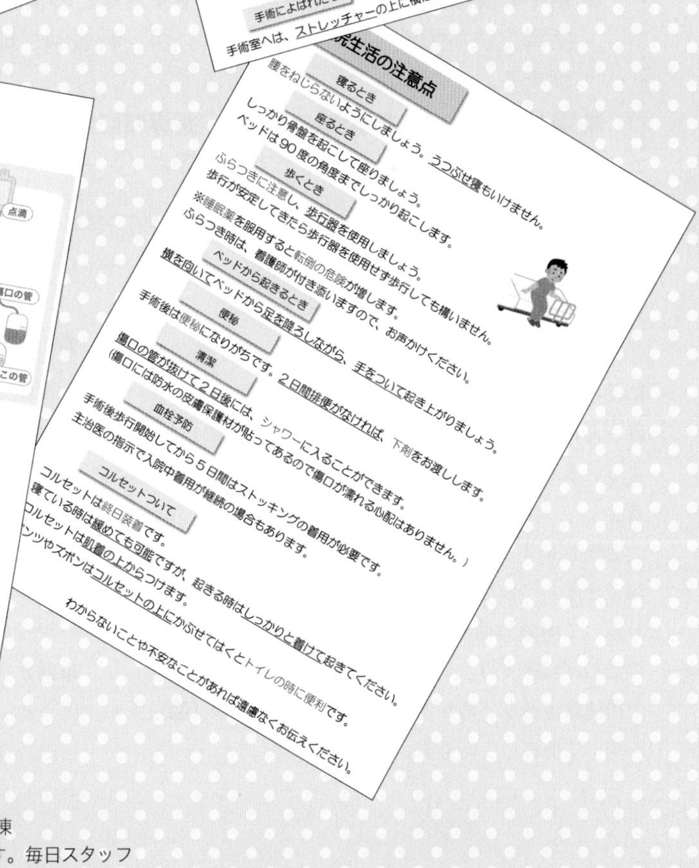

院生活の注意点

寝るとき

腰をねじらないようにしましょう。うつぶせ寝もいけません。

座るとき

しっかり骨盤を起こして座りましょう。
ベッドは90度の角度までしっかり起こします。

歩くとき

ふらつきに注意し、歩行器を使用しましょう。
歩行が安定してきたら歩行器を使用せず歩行しても構いません。
※睡眠薬を服用すると転倒の危険が増します。
ふらつき時は、看護師が付き添いますので、お声かけください。

ベッドから起きるとき

横を向いてベッドから足を降ろしながら、手をついて起き上がりましょう。

便秘

手術後は便秘になりがちです。２日間排便がなければ、下剤をお渡しします。

清潔

傷口の管が抜けて２日後には、シャワーに入ることができます。
（傷口には防水の皮膚保護材が貼ってあるので傷口が濡れる心配はありません。）

血栓予防

手術後歩行開始してから５日間はストッキングの着用が必要です。
主治医の指示で入院中着用が継続の場合もあります。

コルセットついて

コルセットは終日装着です。
寝ている時は緩めても可能ですが、起きる時はしっかりと着けて起きてください。
コルセットは肌着の上からつけます。
パンツやズボンはコルセットの上にかぶせてはくとトイレの時に便利です。

わからないことや不安なことがあれば遠慮なくお伝えください。

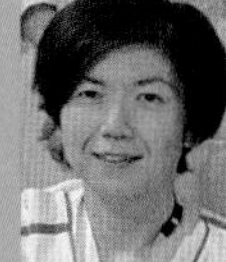

川島 桂子　かわしま・けいこ
医療法人社団昴会日野記念病院C病棟
脊椎疾患専門の病棟に勤務しています。毎日スタッフ一同、患者が安全で快適な入院生活が送れるように支援しています。

ケア★開眼

患者指導・退院指導のKey Point

人工股関節置換術後の脱臼防止のための指導 〜実際にあった脱臼事例を振り返る〜

患者さんへの指導のPOINT

必要物品の準備について外来と共同指導する
長めの柄付きブラシや靴べらなどを事前に用意してもらい、入院時に持参してもらう。

脱臼姿位の具体的な例を伝える
具体的な例を挙げて説明することで、患者さんはより理解しやすくなる。患者さんそれぞれの理解力を考慮し、実際にどのように動けばよいか、術前から確認・実践できるとさらによい。

術中の脱臼角度や、脱臼の起こりやすさなどの情報を医師と共有する
指導方法が大きく変わることはないが、看護師が知っておくことで対応時の理解度が深まる。

具体的に脱臼した事例について、指導時に伝える
具体的な事例を伝えることで、実際にイメージしやすくなる。

術後合併症「脱臼」のリスクとは

人工関節置換術の最近の動向として、人工股関節に使われる材質の改良や手術方法の進歩により、患者さんにとってやさしい治療法の開発が進められ、よりいっそう生活の質（QOL）向上につながっています。

合併症の1つである脱臼のリスクは以前よりも低減できるようになりました。その一方で、脱臼を繰り返して再置換術となってしまう場合も少なくありません。当院では、看護師が術前から、日常生活上での注意点をまとめた「脱臼予防パンフレット（**図**）」を用いて指導しています。

事例を通して振り返る

当院での脱臼事例を振り返ることで、改めて指導方法の見直しになればと思います。

事例1：①廊下を歩いていて、後ろから声をかけられ、振り返ったら脱臼。②ベッド上安静下で頭部周辺のものを取ろうとし上半身のみをひねり脱臼。上半身のみで振り向いた結果、前方脱臼につながった。

事例2：①低い位置にある冷蔵庫から、飲み物を取ろうとして脱臼。②落ちている物を拾おうとして脱臼。③何気ない動作で飲み物を取ろうとした結果、

脱臼予防について ～してはいけない姿勢

術後半年は脱臼率が高いため要注意

基本的に、股関節をひねる、90°以上曲げる姿勢はしてはいけません

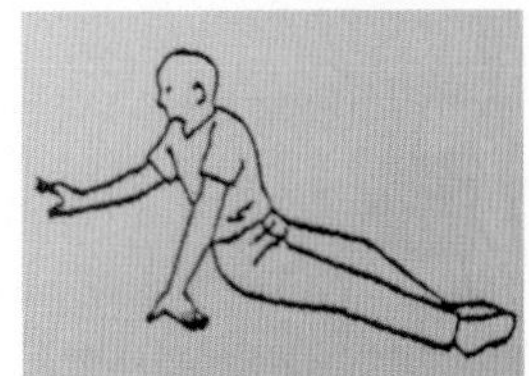
①手術したほうに体をひねる

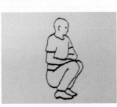

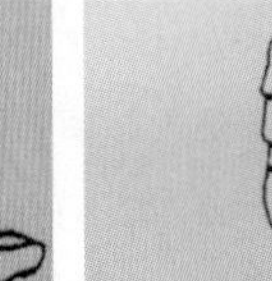
②しゃがむ

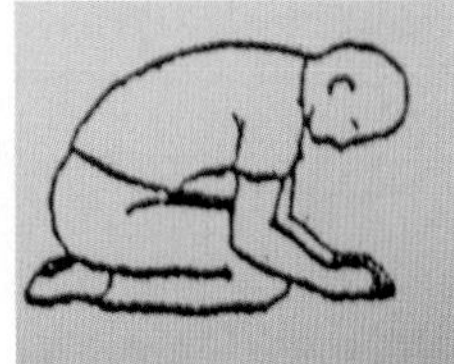
③おじぎ

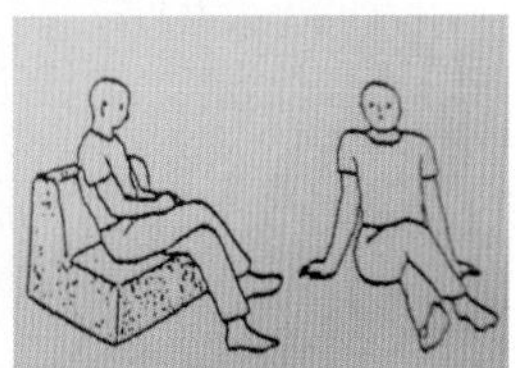
④両足を組む

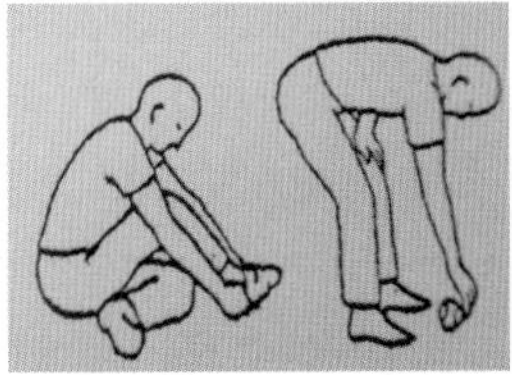
⑤股関節を90°以上曲げる

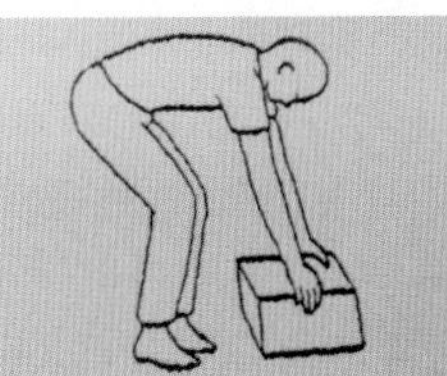
⑥下にある重い物を持つ

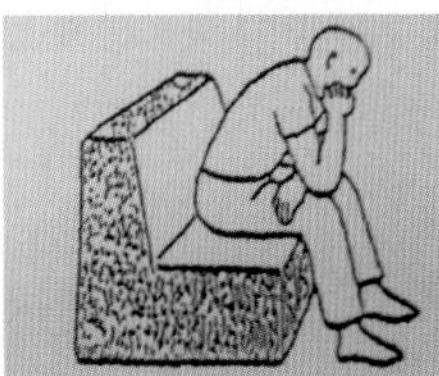
⑦椅子に座って肘をつく

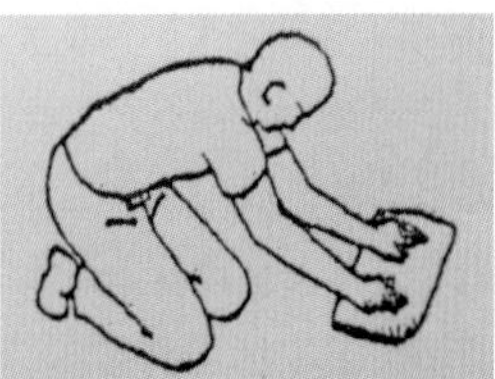
⑧床拭きをする

図 • 脱臼予防パンフレット

脱臼。

事例3：①入浴時に椅子に座り、足趾をしっかり洗おうとかがんだところ脱臼。②靴下や靴を履くために、かかんだところ脱臼。当院では柄付きのボディブラシを購入するように推奨・指導しているが、当事例では購入品の柄がやや短かった。その結果、手を伸ばしても届かずに股関節を内外旋し、わずかにかがんで洗おうとした。

事例4：ベッド上安静でおむつ交換を行っている際に、腰上げを行ったところ看護師の眼前で脱臼を生じた。

いずれの事例でもスタッフの経験値による違いはありますが、同一のパンフレットを用いた指導を行っていても起きてしまったものです。では、防ぐためにはどうすればよかったのかを考察します。

退院後の生活を想定した指導を行う

整形外科に入院する多くの患者さんは入院前よりも日常生活動作（ADL）が改善することを望んで治療に臨みます。入院中のみならず退院後の脱臼を予防するには、退院後の生活を想定した指導が必要です。そのためには、入院時から介護力を含めた家庭状況・家屋の環境・役割・職業、場合によっては患者さんの動作の癖や性格などの情報をアセスメントし、指導に活かすことが大切だと考えます。

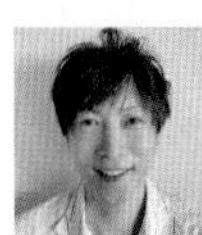

鳴海将樹　なるみ・まさき

東北大学病院整形外科病棟

高度救命救急センターでの経験を活かし、質の高い、やさしい医療を提供するために、日々の業務と後輩指導に努めています。

事例だヨ！全員集合

»大腿悪性軟部腫瘍広範切除・皮弁術を受ける患者さんに対する看護

事例紹介　Aさん（70歳代、女性）

疾患名：**左下腿悪性軟部腫瘍**　　既往歴：**子宮全摘手術、Ⅱ型糖尿病**

家族構成：**夫と二人暮らし。長男は他県、次男は県内に居住。キーパーソンは夫**

はじめに

20XX年末、左膝前面に皮下腫瘍を自覚したAさん。腫瘍は徐々に増大傾向にあり、翌年に左大腿軟部腫瘍辺縁切除術を施行しました。病理結果は悪性グロームス腫瘍であったため、今回は手術目的で入院となり、左下腿悪性軟部腫瘍に対し、広範切除後、左鼠径部から遊離皮弁術が施行されました。

経過

入院前

Aさんは Ⅱ型糖尿病の既往があり、投薬などの治療で納得できないことがあると、医療者に対して「なぜこの投薬を受けないといけないのか」という思いを表出することがありました。私は、その発言には病気や治療に対して「理解しよう、理解したい」という思いがあると感じました。

当院では、皮弁術は主科である整形外科と形成外科の合同で行います。そのため術前のインフォームドコンセント（IC）は各科ごとに主治医が行っています。入院時に看護師が今回の入院目的や手術内容、入院期間など、ICの内容を患者さんに対して確認していますが、患者さんの手術に対する理解や思いを確認するのはもちろん、術後にどのような状態（ADLや皮弁部）を予想しているかについても確認するようにしています。

入院～手術

皮弁術では周囲の皮膚と皮弁部の色調の違いなど、ボディイメージの変容に留意することも大切です。また、安静度によっては術後1週間はベッド上で過ごすこともあるため精神面の配慮も必要ですが、どのように説明されているか、どのように患者さんが理解しているのかも聴取しておく必要があります。

術後

皮弁術の術後は、動脈が閉塞し血流が阻害され皮膚が壊死する合併症に気をつけなければならず、10～15％の確率で血行のトラブルが発生するといわれています[1]。

当院では、「ドップラー聴取時間表（**図1**）」を用いて、血流が保たれているかを、決められた時間にドップラーで聴取して確認しています。血管閉塞は早期に発見できれば皮弁の救済が可能とされており、ドップラー聴取で問題があった場合、形成外科医へ連絡・報告します。聴取部位は形成外科医に位置の確認、マーキングをしてもらい、勤務ごとに看護師

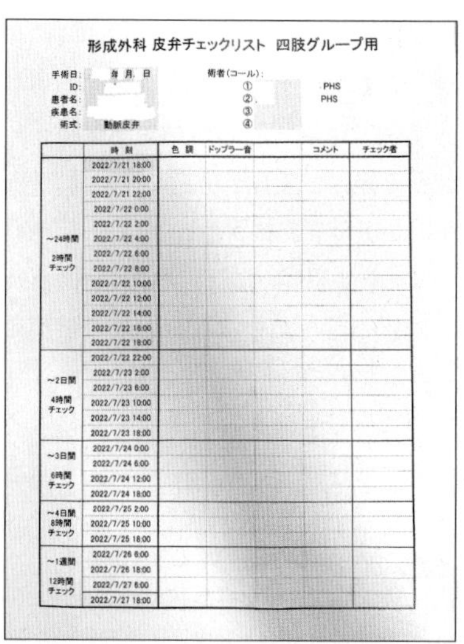

形成外科 皮弁チェックリスト 四肢グループ用

手術日：　年 月 日
ID：
患者名：
疾患名：
術式：　動脈皮弁

術者（コール）：
①　PHS
②　PHS
③
④

	時刻	色調	ドップラー音		コメント	チェック者
～24時間 2時間チェック	2022/7/21 18:00					
	2022/7/21 20:00					
	2022/7/21 22:00					
	2022/7/22 0:00					
	2022/7/22 2:00					
	2022/7/22 4:00					
	2022/7/22 6:00					
	2022/7/22 8:00					
	2022/7/22 10:00					
	2022/7/22 12:00					
	2022/7/22 14:00					
	2022/7/22 16:00					
	2022/7/22 18:00					
～2日間 4時間チェック	2022/7/22 22:00					
	2022/7/23 2:00					
	2022/7/23 6:00					
	2022/7/23 10:00					
	2022/7/23 14:00					
	2022/7/23 18:00					
～3日間 6時間チェック	2022/7/24 0:00					
	2022/7/24 6:00					
	2022/7/24 12:00					
	2022/7/24 18:00					
～4日間 8時間チェック	2022/7/25 2:00					
	2022/7/25 10:00					
	2022/7/25 18:00					
～1週間 12時間チェック	2022/7/26 6:00					
	2022/7/26 18:00					
	2022/7/27 6:00					
	2022/7/27 18:00					

図1 • ドップラー聴取時間表

間で申し送りをしています。

術後数日は、夜間にもドップラー聴取をしなければならないため、患者さんに説明して必要性を理解してもらうことが大切です。またドップラー聴取時は患者さんにも音が聞こえるので、聞こえた際はいっしょに確認してもらうように声掛けを実施しました。

血流を維持するために皮弁部のクーリングは禁止で、タオルなどで保温をしています。手先・足先の手術ではナイロン袋をかぶせて保温に努めています。皮弁部は、1週間は圧迫禁止、カフェインは脱水を誘発して血流を低下させるため、術後数日は摂取しないことなどを丁寧に説明しています。また、血栓形成を予防するためにサルポグレラート（アンプラーグ®）、シロスタゾール（プレタール®）を服薬する場合があります。

退院

安静度については整形外科医と形成外科医から、それぞれ指示をもらいます。当院では安静度をカルテに記載するだけではなく、主治医が「術後の安静度（**図2**）」に記載したものをベッドサイドに表示しています。そうすることで医療者間で情報を共有でき、なにより患者さんが理解しやすいからです。

Aさんの場合も術後1週間程度、ベッド上安静の指示があったため、安静度の表をいっしょに見ながら、「〇日から歩いたりリハビリができますね」と話し、Aさんと今後の予定を確認して、見通しが立てられるようにしました。その後、状態が落ち着き、リハビリも順調に進んだためAさんは自宅退院となりました。

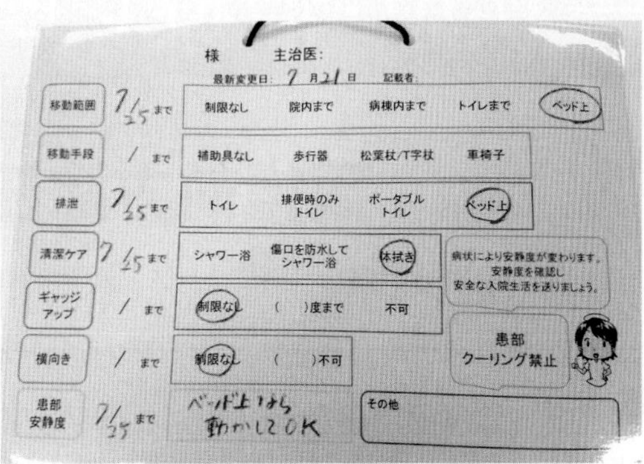

様　主治医：

最新変更日：7月21日　記載者：

移動範囲	7/25まで	制限なし　院内まで　病棟内まで　トイレまで　(ベッド上)
移動手段	/まで	補助具なし　歩行器　松葉杖/T字杖　車椅子
排泄	7/25まで	トイレ　排便時のみトイレ　ポータブルトイレ　(ベッド上)
清潔ケア	7/25まで	シャワー浴　傷口を防水してシャワー浴　(体拭き)
ギャッジアップ	/まで	(制限なし)　（　）度まで　不可
横向き	/まで	(制限なし)　（　）不可
患部安静度	7/25まで	ベッド上なら動かしてOK

病状により安静度が変わります。安静度を確認し安全な入院生活を送りましょう。

患部クーリング禁止

その他

図2・**「術後の安静度」の一例**

（注：本稿の患者さんのものではありません）

Aさんの事例をとおしての学び

安静度や問題となる合併症を術前から患者さんに説明したり、理解度を確認したりしておくことで、術後の理解が円滑になり、不安が軽減するということをAさんとかかわるなかで実感することができました。

私たち看護師には当たり前のことでも、患者さんにとっては経験がなく不安が大きいため、事前の説明やその都度の声掛けが、患者さんの精神面のフォローや治療に対する満足感、回復の実感につながると学ぶことができました。皮弁の状態によっては、形成外科医に報告しなければならず、定期的観察や多職種チーム医療の重要性を実感しています。

参考文献

1) 野村一世ほか．看護のギモン．整形外科看護．16（11），2011，1131．

2) 別府諸兄編．整形外科医のための新マイクロサージャリー：Basic to Advance．東京，メジカルビュー社．2008，250p.

Point

術後、患者さんがスムーズに治療を受けられるように周術期の患者さんには事前の説明や、視覚的にわかりやすいようパンフレットなどを用いながら、治療についての理解を促すことが重要です。

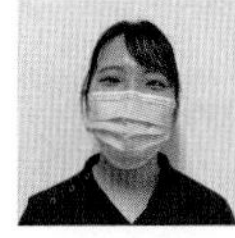

川上裕香子
かわかみ・ゆかこ

岡山大学病院入院棟整形外科病棟西9階
2020年入職、現在看護師3年目です。日々の看護のなかでの学びや気づきを大切にしながら、患者さんに寄り添った看護が提供できるようがんばっています。

ナースによるナースのための

疾患・治療レビュー

頚椎前方除圧固定術による神経症状のより良い改善をめざす

頚椎前方除圧固定術（anterior cervical discectomy and fusion：ACDF）とは

対象疾患

頚椎症性脊髄症、頚椎症性神経根症、頚椎症性筋萎縮症、頚椎椎間板ヘルニア、頚椎後縦靭帯骨化症など

症状

脊髄症状：四肢の筋力低下やしびれ、巧緻（こうち）運動障害、歩行時のふらつき、膀胱直腸障害

神経根症状：片側上肢痛しびれ、筋力低下

検査

X線撮影：頚椎のアライメントや不安定性を評価します。

MRI：脊髄や神経根の圧迫病変を確認します。

脊髄造影検査（1泊検査入院）：動態による神経圧迫の変化や、靭帯骨化などを評価します。

手術

頚椎の手術は前方法と後方法があります（**図1、2**）。頚椎の神経圧迫病変は前方に存在することが多く、手術による症状の改善度は前方法のほうが優れていると報告されています[1)]。

術後看護

当院では手術による神経症状のより良い改善をめざし、積極的に前方法が施行されていますが、重篤な合併症も多くあるため病棟での管理が重要となります。

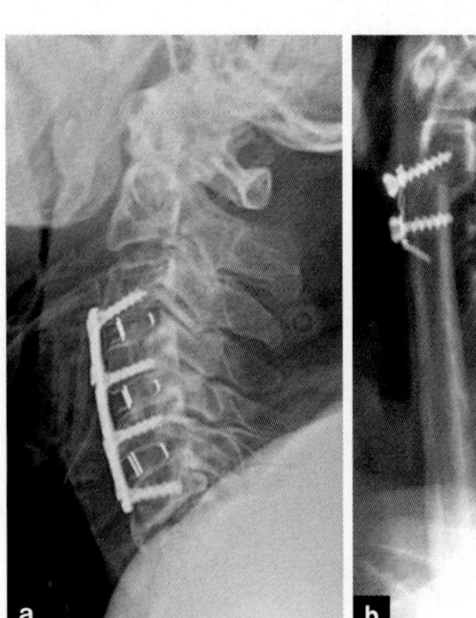

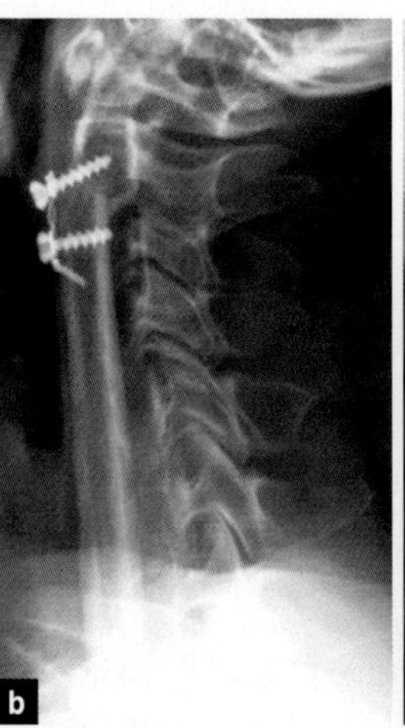

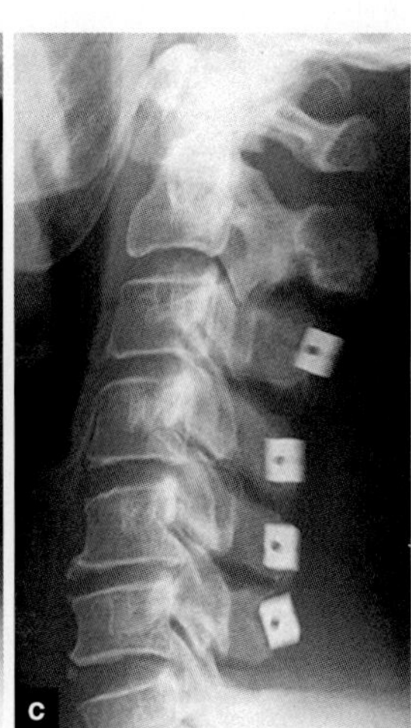

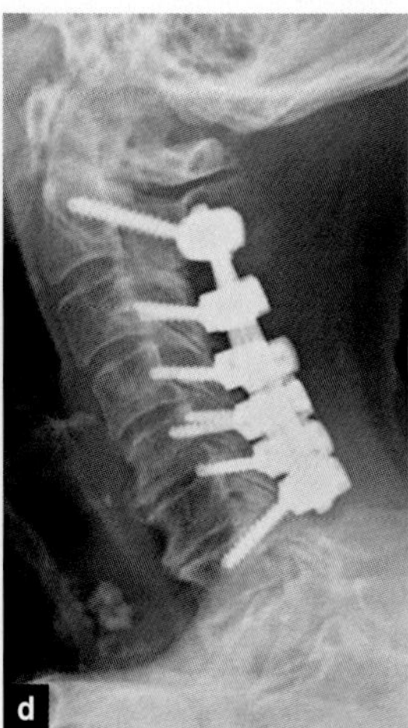

図1 ● 頚椎の手術は前方法と後方法がある

a：前方除圧固定術（ケージによるACDF）
b：前方固定術（腓骨移植によるACCF〔anterior cervical corpectomy and fusion〕）
c：後方除圧術（椎弓形成術）
d：後方除圧固定術

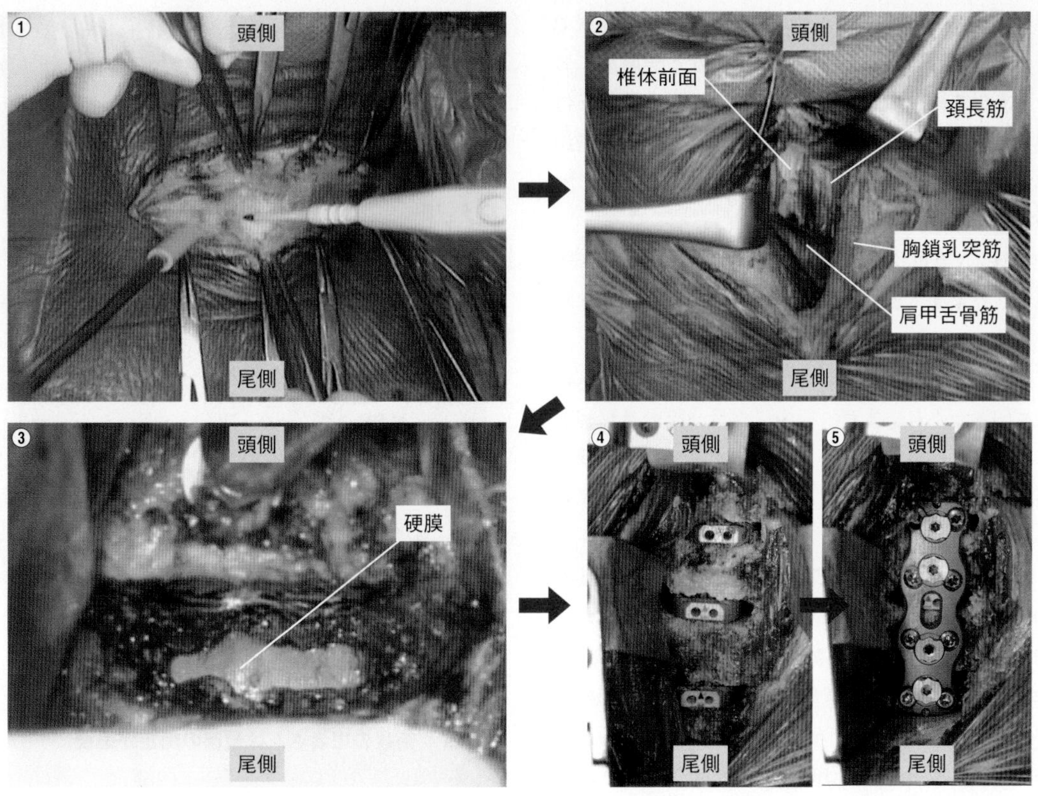

図２ • 頚椎前方除圧固定術の手順

①しわに沿った横向きの皮膚切開をおいて、筋肉を切らずに分けて入り、食道や気管は内側に、頚動静脈は外側によけると、②頚椎の前方が展開されます。③前方から椎間板を除圧した後、④腸骨を詰めたケージを挿入して再建します。⑤脱転予防のため、チタン製のプレートとスクリューで固定して、ドレーンを留置し、縫合して終了です。

術後合併症

頚部腫脹・血腫による気道閉塞・窒息、嚥下障害（肺炎の発生）、C5麻痺、採骨部痛、移植骨脱転、術後感染、肺血栓塞栓症など[2)]。

術後管理

術後は腫脹や血腫による窒息のリスクを避けるため、腫脹のピークが過ぎるまでの48時間は集中治療室（ICU）やハイケア病棟（HCU）に入室し、全身状態を管理しています。一般病棟に帰室後も心電図モニター・SpO_2モニター管理が医師から指示され、異常の早期発見に努めています。

また、術後の嚥下障害にも注意が必要です。術後嚥下障害は一過性であることがほとんどで、数日から１週間程度持続するといわれています。術後２日目より嚥下訓練食から食事を再開しますが、それだけではカロリーが不足するため、同時に補液も行っています。病棟看護師は飲み込みに問題がないか、むせ込みがないかをベッドサイドで観察します。

当院では術後早期より言語聴覚士（ST）が介入し、嚥下状態や食事形態についてST・医師・看護師間で情報共有を行い、誤嚥を予防しながら患者さんに合ったペースで常食までの食上げをめざしています。

術後の患者さんはオルソカラーやAspen剛性頚部カラーVista® などを３カ月間使用し、頚部の固定が必要です（**図3**）。退院までに患者さん自身で着脱できるように練習します。シャワー時など一時的にカラーを外す際、頚椎が前屈しないよう動作に気を付けることを患者指導しています。また、創部を清潔に保つため、鏡を使って自身の創部を観察することも指導しています。

術後にC5麻痺が出現すると、これらの動作が困難になります。その際は家族への指導が必要となります。

頚部術後の患者さんの歩行は、比較的スムーズに進む印象がありますが、術中に腸骨や腓骨を移植している場合は採骨部痛が出現します。また、カラー装着により視界が制限されるため、転倒にも注意が必要です。

数年前に病棟で、ACDF術後の患者さんが嘔吐物を誤嚥し呼吸不全、誤嚥性肺炎、敗血症に至った事例がありました。術後は気道浮腫がありましたが、栄養を確保するため経管栄養管理をし、嚥下訓練食を摂取している患者さんでした。病棟看護師は窒息・誤嚥のリスクを念頭に置き、食事中の嚥下評価や食後の体位調整、呼吸数・SpO_2を観察することが重要であると実感しました。

術後数日が経過しており、食事摂取が進んでいても、急変時に備えてすぐに吸引、酸素投与が開始できるよう物品の準備をしておくなど環境を調整する必要があると学んだ事例でした。

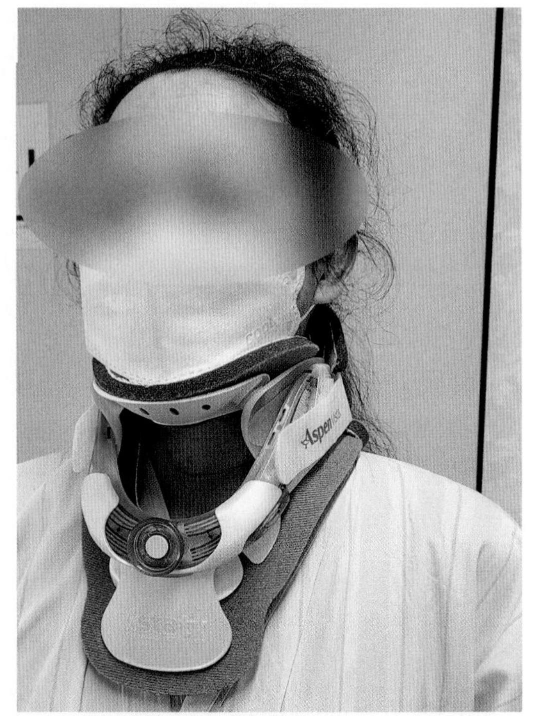

図3 ● 術後の患者さんは頚部の固定が必要

引用・参考文献

1) 吉井俊貴ほか．頚椎症性脊髄症に対する前方法，後方法の比較．脊椎脊髄ジャーナル．32（11），東京，三輪書店，2019，995-1000．

2) 宮本敬ほか．頚椎前方除圧固定における合併症と対策：安全な周術期管理のために．脊椎脊髄ジャーナル．31（8），東京，三輪書店，2018，693-701．

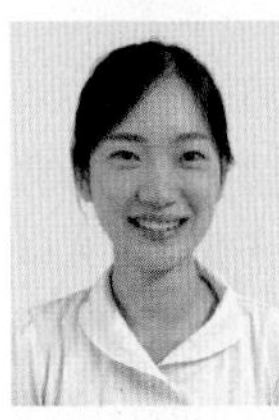

横浜市立大学附属病院7-2病棟

益田ゆず香
ますだ・ゆずか

忙しい日々ですが、休みの日は大学時代や地元の友人とビデオ通話でたくさん話してリフレッシュしています。

写真提供：伊藤陽平医師

カンファレンス ONE TEAM

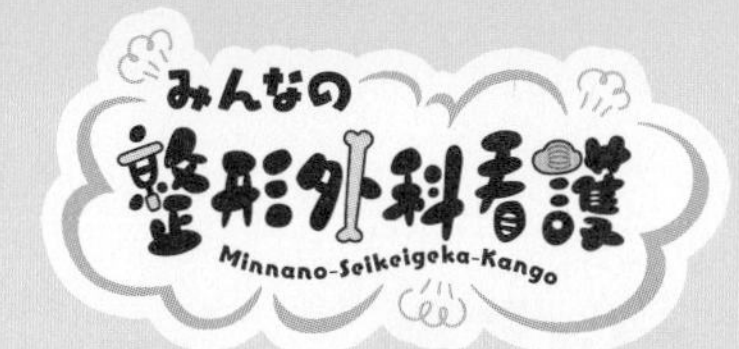

退院後の生活を意識した多職種カンファレンス

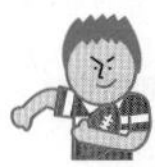

切れ目のない看護を提供する

病棟看護師は入院から退院までの短期間で、入院前の生活状況を把握し、退院後の生活を意識してかかわっています。また、退院支援看護師が患者さん本人や家族とかかわることで、患者情報を収集し患者状況に適した退院・転院につなげ、切れ目のない看護提供を行っています。

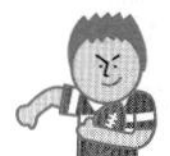

カンファレンスの目的

当病棟は手術翌日からリハビリテーション介入しており、大腿骨近位部骨折患者の術後早期離床はリハビリ科スタッフへ依頼しています。そのため、看護師が早期離床にかかわることが少ない状況でした。

しかし、早期離床に向け看護師が主体的に支援していく必要性を感じ、医師を含めた多職種での情報交換が必要と考えました。そこで、多職種でのカンファレンス実施を企画しました。

カンファレンス開催

参加者は医師、リハビリスタッフをはじめとした理学療法士、看護師、薬剤師、退院支援職員です。カンファレンス実施にあたり、担当医師が対象患者を選択し、参加者全員にカンファレンス開催の連絡を行い、参加者は事前に患者情報を確認しています。

カンファレンス実施当初は、医師やリハビリスタッフからの情報を共有するだけでした。しかし、カンファレンスを継続するうちに、看護師も積極的に早期離床に向けた支援をしたいと考えるようになりました。そして、リハビリスタッフが行っている機能回復訓練を、生活の場に取り入れるための具体的な方法を考えるカンファレンスに変わっていきました。

実施後の変化・多職種連携の効果

多職種カンファレンスを実施するようになり、以下の３点が大きく変化してきました。

①チームで患者にかかわりチーム全員が患者の治療方針、リハビリ進行状況、日常生活状況、患者・家族の意向を共通認識できるようになりました。

②看護師が生活を支える視点での気づきをカンファレンスで発信することで、術後の疼痛コントロールのための薬剤調整や安静度指示の変更が早期に可能になりました。

③リハビリスタッフの助言を受け、座位での食事摂取や車椅子を使用し病棟内トイレを使用するなど、食事、排泄行動などを日々の生活に取り入れ、早期離床ができるようになりました。

現在は医師１名と多職種カンファレンスを実施していますが、今後は医師の人数を２名に増員し実施していく予定です。早期離床の取り組みを継続することで、看護の質を向上させたいと考えています。

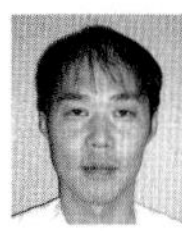

県立広島病院南６病棟

看護学校を卒業し、高度急性期病院で勤務。その後、看護専門学校で専任教員を経験。現在は整形外科病棟で看護の楽しさをスタッフとともに考え実践できることを目標にしています。

横手伸吾（よこて・しんご）

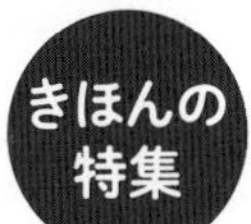

先輩ナースがおしえてくれた！

整形外科病棟の重要用語88

プランナー 北里大学 小山友里江

「整形外科看護」は(株)メディカ出版の登録商標です。
整形外科看護®
The Japanese Journal of Orthopaedic Nursing

CONTENTS

2023 vol.28 no. 1

表紙デザイン
HON DESIGN

本文デザイン
クニメディア株式会社、HON DESIGN、創基 市川竜、安楽麻衣子

イラスト
K's Design、福井典子、はやしろみ、Meppelstatt、北野有、引野晶代、ニガキケイコ、早瀬あやき

新連載

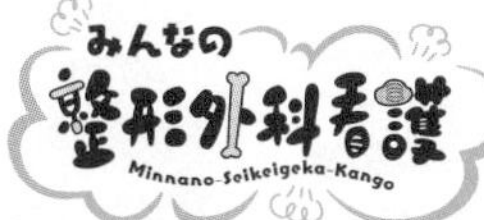

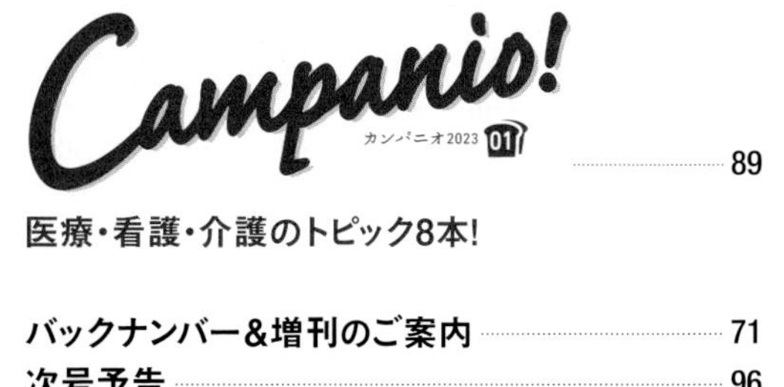

探していたテーマがきっと見つかる！
バックナンバー＆増刊のご案内

整形外科看護
The Japanese Journal of Orthopaedic Nursing

バックナンバー

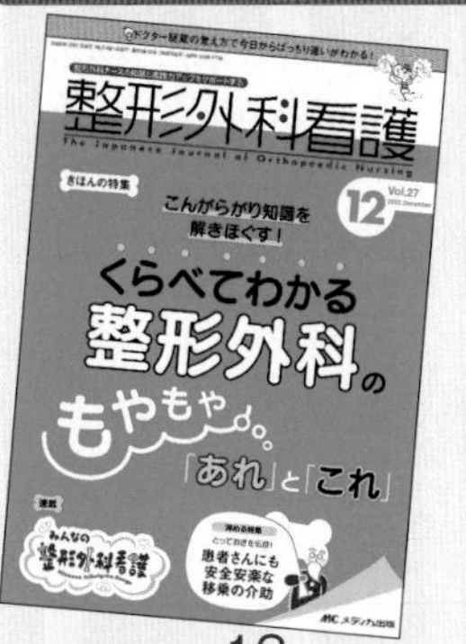

2022 Vol.27 No.12
特集 こんがらがり知識を解きほぐす！
くらべてわかる整形外科のもやもや「あれ」と「これ」

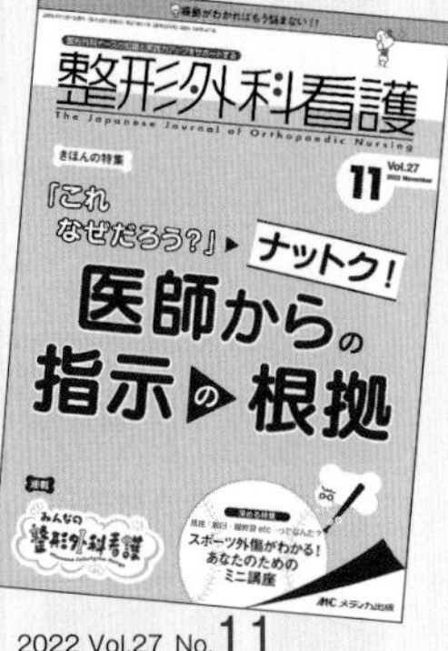

2022 Vol.27 No.11
特集 「これなぜだろう？」 ナットク！
医師からの指示の根拠

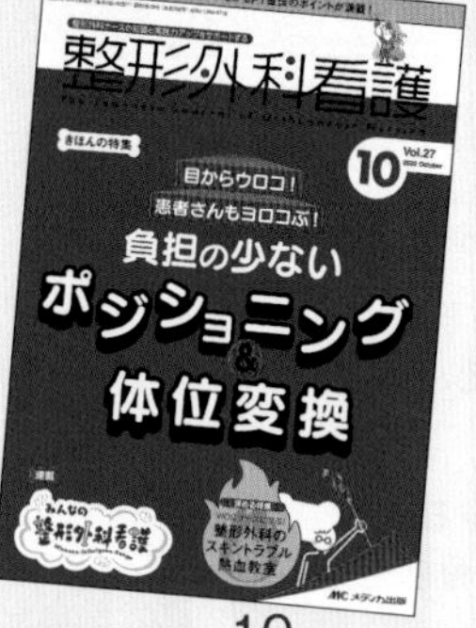

2022 Vol.27 No.10
特集 目からウロコ！ 患者さんもヨロコぶ！
負担の少ないポジショニング＆体位変換

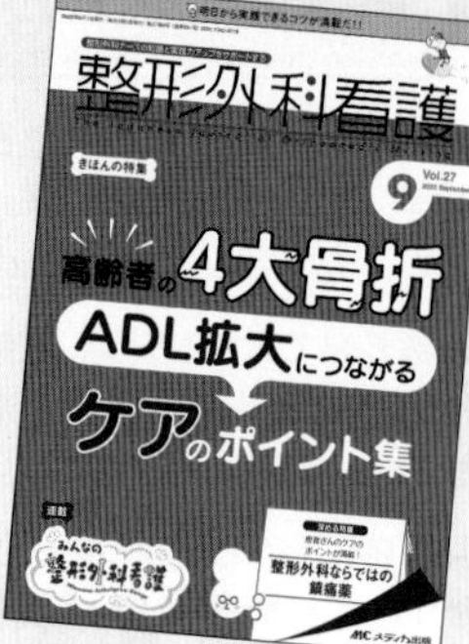

2022 Vol.27 No.9
特集 **高齢者の4大骨折 ADL拡大につながるケアのポイント集**

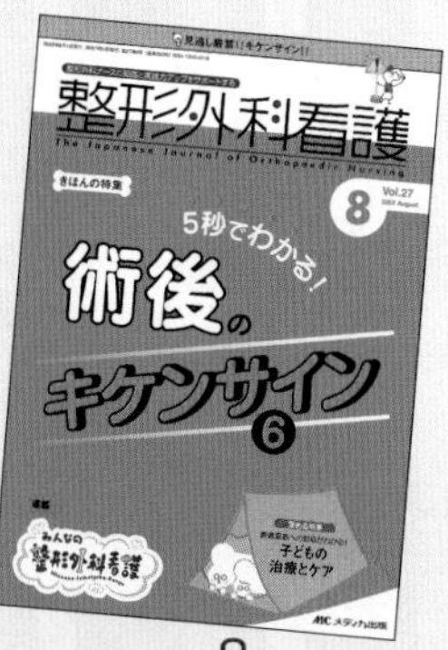

2022 Vol.27 No.8
特集 5秒でわかる！
術後のキケンサイン6

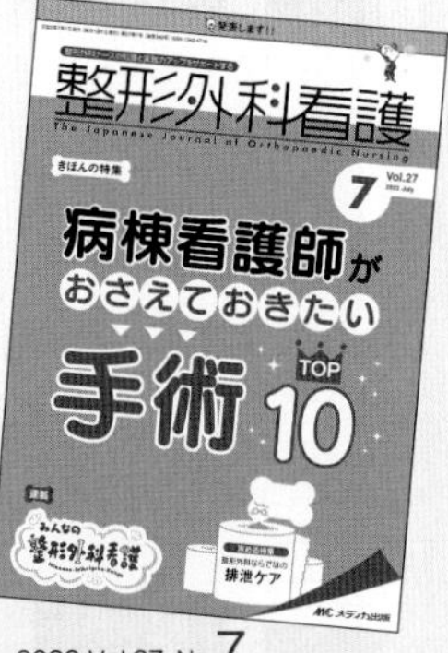

2022 Vol.27 No.7
特集 **病棟看護師がおさえておきたい手術TOP10**

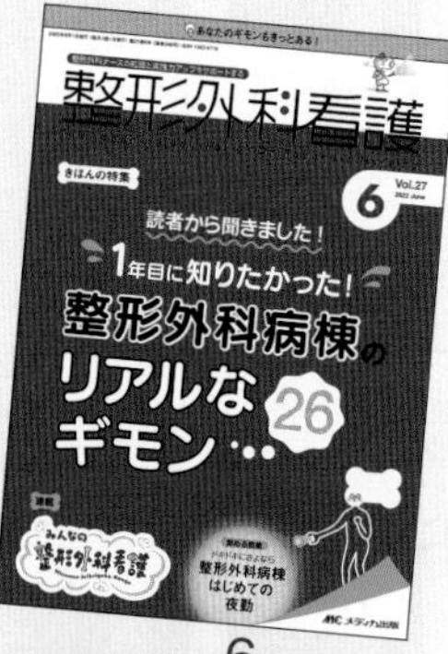

2022 Vol.27 No.6
特集 読者から聞きました！
1年目に知りたかった！整形外科病棟のリアルなギモン 26

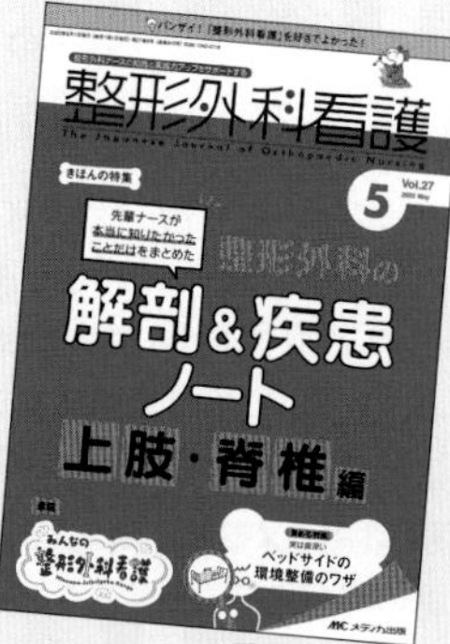

2022 Vol.27 No.5
特集 先輩ナースが本当に知りたかったことだけをまとめた
整形外科の解剖&疾患ノート 上肢・脊椎編

増刊

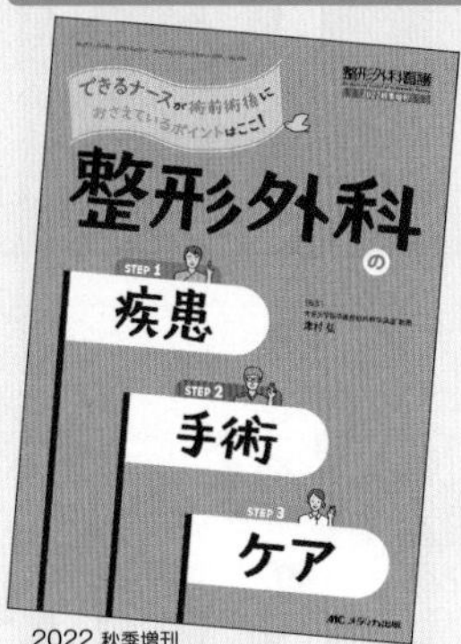

2022 秋季増刊
できるナースが術前術後におさえているポイントはここ！
整形外科の疾患・手術・ケア

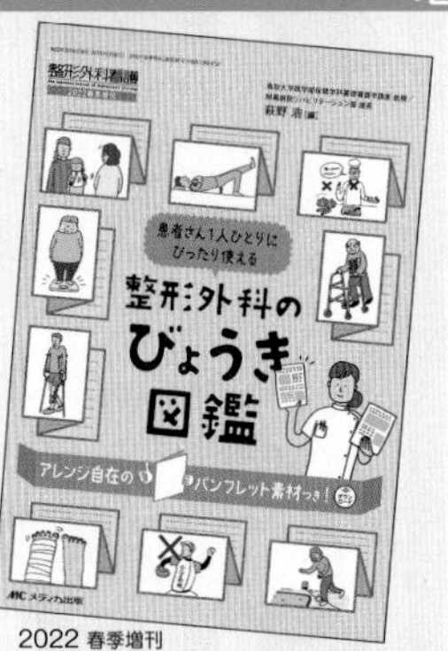

2022 春季増刊
患者さん1人ひとりにぴったり使える
整形外科のびょうき図鑑

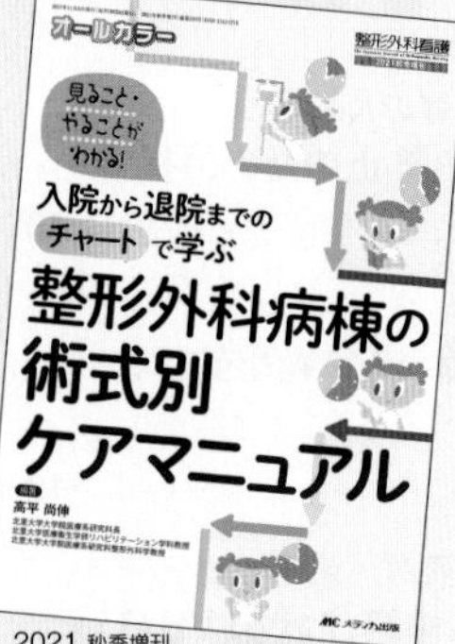

2021 秋季増刊
入院から退院までのチャートで学ぶ
整形外科病棟の術式別ケアマニュアル

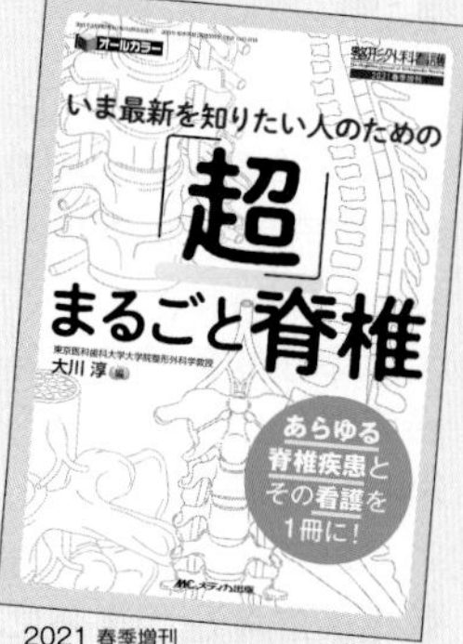

2021 春季増刊
いま最新を知りたい人のための「超」まるごと脊椎
あらゆる脊椎疾患とその看護を1冊に！

【バックナンバーご注文・年間購読お申し込みについて】 全国の看護・医学書取扱書店、または直接ご注文ください。小社へは WEB サイト、もしくはお客様センターにてお申し込みいただけます。※在庫がなくなりしだい販売を終了いたしますので、なるべくお早めにお申し込みください。

お問い合わせは… ［WEB サイト］ **https://store.medica.co.jp/subscription.html**
［お客様センター］ **0120-276-115**（平日 9 ～ 17 時）

きほんの
特集

先輩ナースがおしえてくれた!

整形外科病棟の重要用語88

プランナー　北里大学看護学部基礎看護学 教授
小山友里江（こやま・ゆりえ）

整形外科にローテーションが決まった瞬間、「用語が難しそうだな」と思ったことはないでしょうか。あるいははじめての勤務先が、整形外科や、整形外科の患者さんも入る科だったら、最初にどんな本を手に取ったらよいのか悩んでしまいませんか。

今回の特集では、整形外科病棟で飛び交う重要用語を取り上げ、１つずつの用語についてできるだけポイントをおさえて解説しました。整形外科では同じ脊椎の手術であっても少しずつ異なる術式が頻出します。また、呼び方が似ていてまぎらわしいことも多いです。

同じ系統の用語はできるだけカテゴリをまとめ、言葉だけではイメージしにくいものにはイラストをつけ、実際に病棟でどんなフレーズで使われているのかの例を示しています。新人さんだけでなく、ローテーターや整形外科の患者さんが突然入院してくる病棟でも使っていただけるように工夫を凝らしてみました。

本特集が、明日からみなさんの臨床で役立つことを執筆者一同願っております。

特集1 脊椎

C1〜7（シーワン）

cervical spine：頚椎1〜7

- 脊柱は頚椎・胸椎・腰椎・仙骨・尾骨によって構成され、それぞれの頭文字で表記する[1)]。

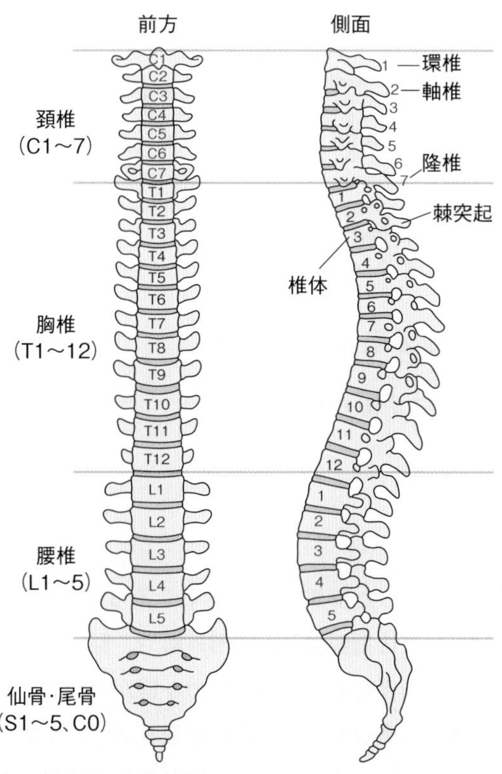

T1〜12（ティーワン）

thoracic spine：胸椎1〜12

- ➡上記「C1〜7」参照

Th（テーハー）

胸椎

- とくに胸椎をドイツ語でテーハーとよぶ[1)]。

L1〜5（エルワン）

lumbar spine：腰椎1〜5

➡「C1〜7」p.24参照　変形が生じやすいL5、S1の部位を「ごえす」とよびます。

使用例：L3〜4の椎間板ヘルニアによって、下肢にしびれが出現しました

S1〜5（エスワン）

sacrum：仙骨

➡「C1〜7」p.24参照

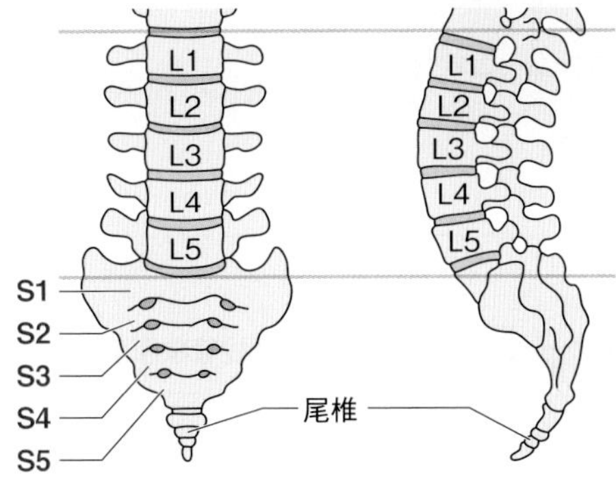

CO（シーオー）

coccyx（コクシクス）：尾骨

➡「C1〜7」p.24参照

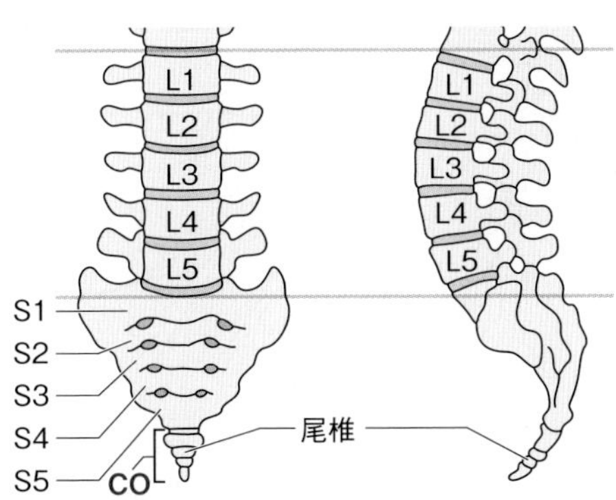

CSS

cervical spinal stenosis：頚部脊柱管狭窄症

- 頚部において脊柱管や椎間孔が狭小化し、脊髄、神経根を圧迫することで特有の神経症状を呈する[1)]。

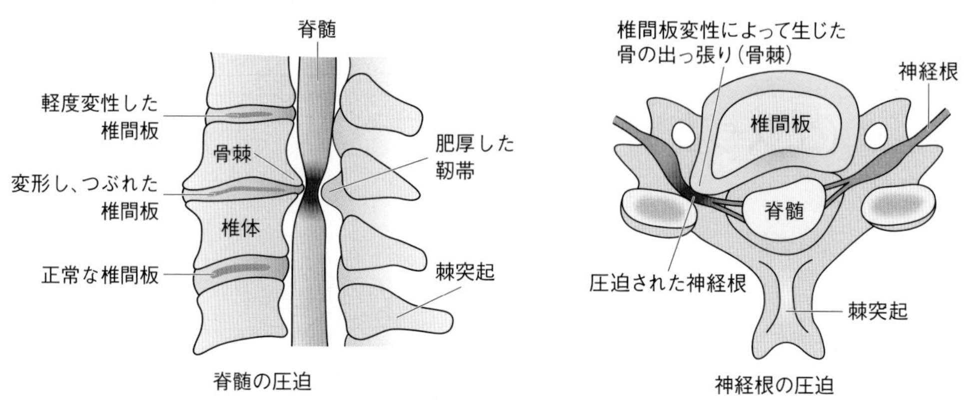

LCS／LSS

lumber canal stenosis/lumber spinal stenosis：腰部脊柱管狭窄症

- 腰部において脊柱管や椎間孔が狭小化し、脊髄、馬尾、神経根を圧迫することで特有の神経症状を呈する[1)]。

使用例

LCSによって、殿部から下肢にかけてしびれがあります

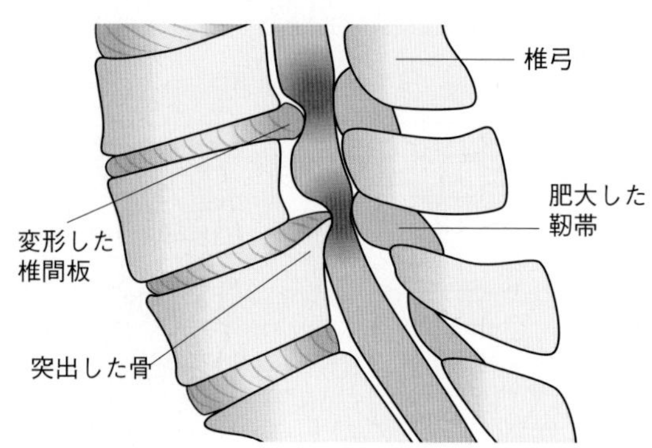

CDH

cervical disc herniation：頚椎椎間板ヘルニア

- 椎間板の髄核が突出し、神経根や脊髄などを圧迫する疾患[2)]。

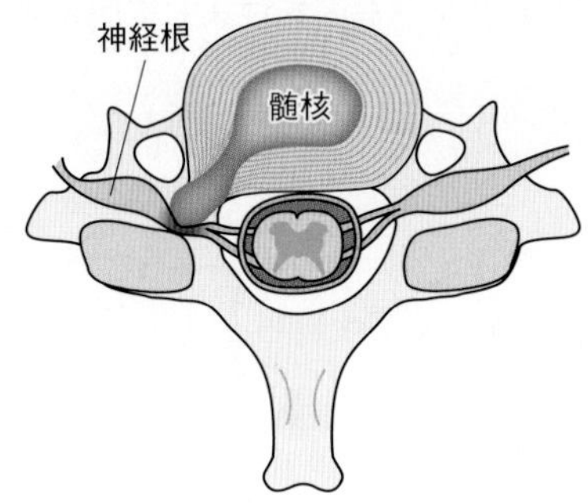

LDH

lumbar disc herniation：腰椎椎間板ヘルニア

- ➡上記「CDH」参照

使用例：**LDH**による腰痛があり、跛行（はこう）が出現しました

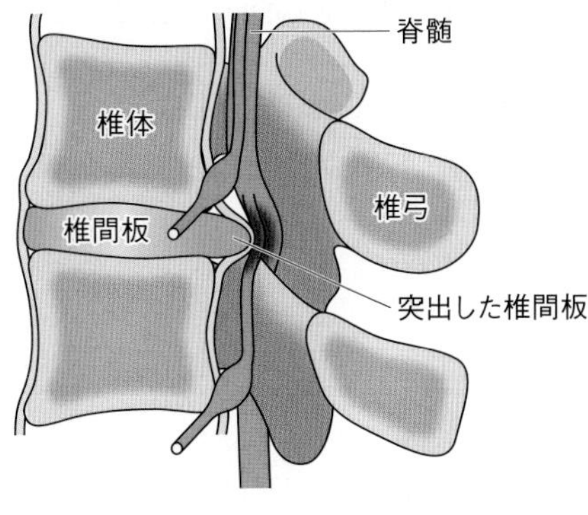

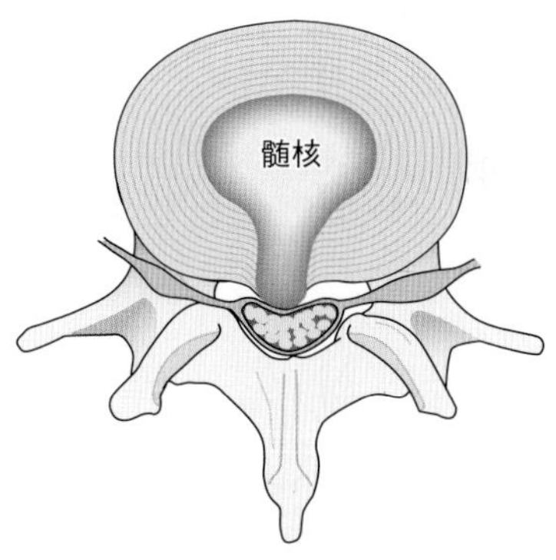

ミエログラフィー、ミエロ

脊髄造影

- 脊髄腔内に造影剤を注入し、X線像やCT像を撮影すること[3)]。

使用例：脊柱管狭窄症患者さんに**ミエログラフィー**を実施し、狭窄状態を確認しました

BKP

balloon kyphoplasty（バルーン カイフォプラスティー）：経皮的椎体形成術

- 椎体内に生検針を刺入し、圧潰した椎体内でバルーンを膨らませて椎体の形を復元する。バルーンを抜き、椎体内にできた空間に骨セメントなどを注入して固定する手術[4]。

使用例：圧迫骨折による椎体の変形に対し、BKPを施行しました

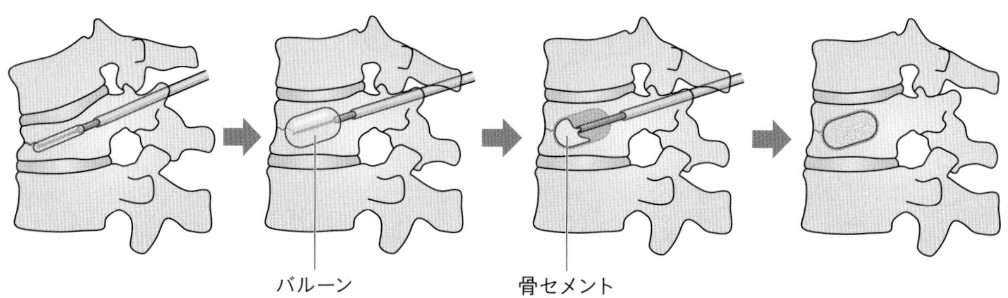

LAM（ラミネク）

laminectomy：椎弓切除術

- 脊柱管狭窄症や椎間板ヘルニアに対し、棘突起や椎弓、黄色靭帯を切除して脊柱管を広げ、除圧する手術[5]。

使用例：脊柱管狭窄症によって疼痛が出現していましたが、LAM後に症状が消失しました

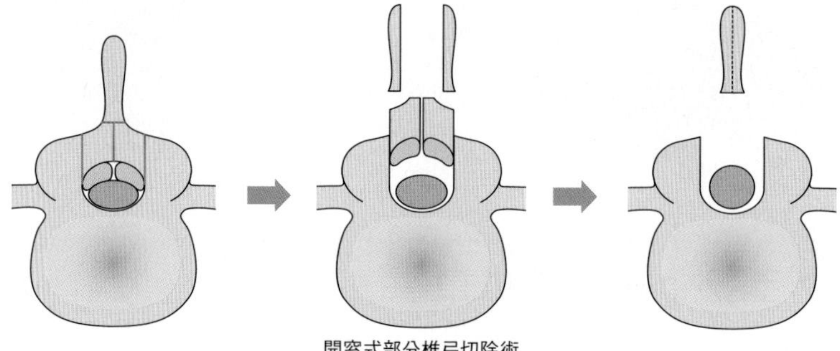

開窓式部分椎弓切除術

Love（ラブ）／MED（エムイーディー）

Love法（椎間板ヘルニアに対する後方手術。「Love」は人名）

MED法（micro Endoscopic Discectomy：内視鏡下椎間板摘出術）

- 腰椎髄核摘出術の術式の一種。Love法は直視下、MED法は内視鏡下で、髄核の一部を摘出する術式のこと。

使用例　重度の腰椎ヘルニアによって膀胱直腸障害が生じているため、MEDの適応となりました

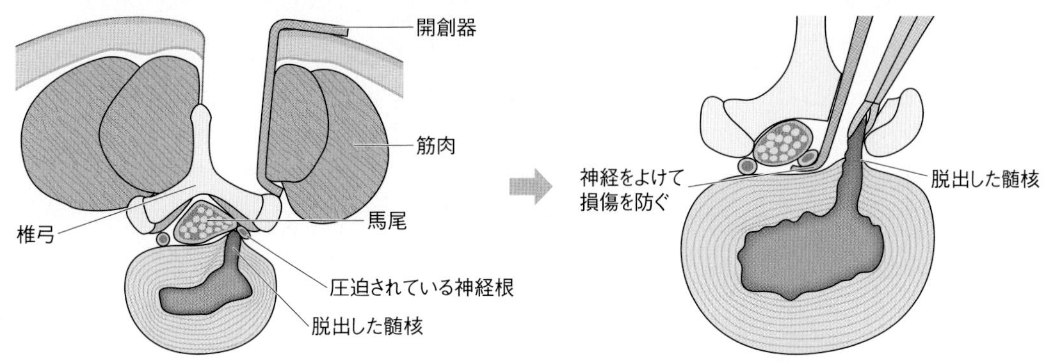

Love法

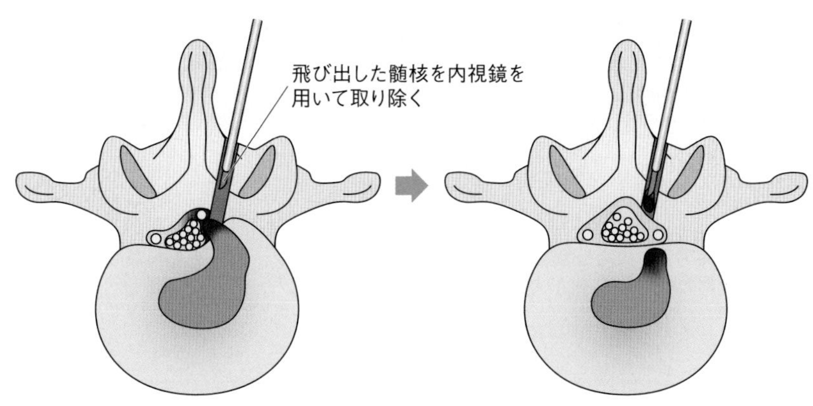

MED法

PLIF（プリフ）

Posterior Lumbar Interbody Fusion：腰椎後方固定術

- 自家骨移植やインストゥルメントを用いて不安定性のある脊椎を固定することで、支持性を獲得させる。さまざまな進入経路がある[5)]。

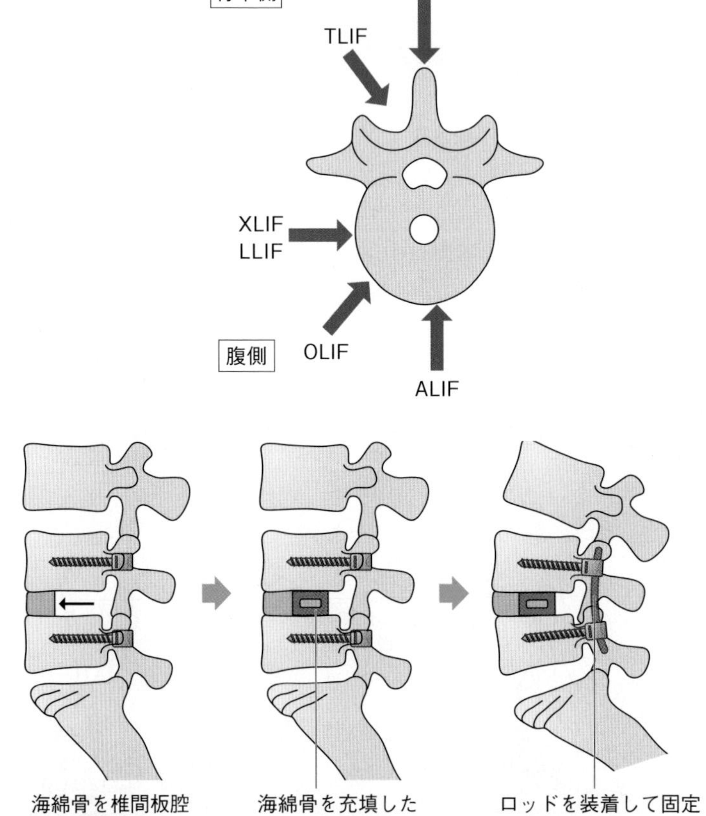

TLIF（ティーリフ）

Transforminal Lumbar Interbody Fusion：片側進入（経椎間孔進入）による椎体間固定術

- ➡上記「PLIF」参照

LLIF（エルリフ）

Lateral Lumbar Interbody Fusion：側方椎体間固定術

➡「PLIF」p.30参照

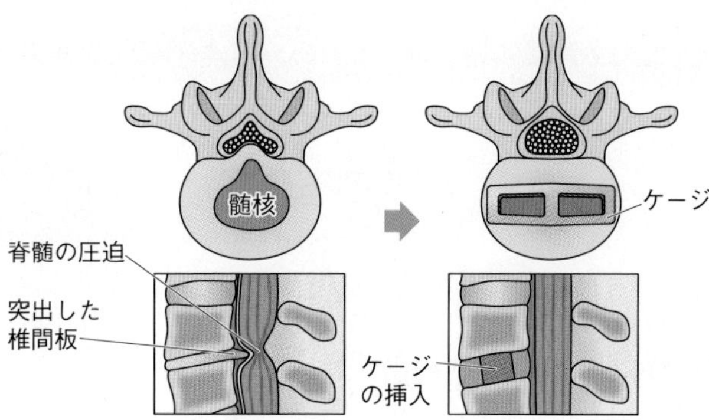

XLIF（エックスリフ）

eXtreme Lumbar Interbody Fusion：腰椎側方椎体間固定術

➡「PLIF」p.30参照

使用例：変性側弯症に対し、XLIFの適応となりました

OLIF（オーリフ）

Oblique Lumbar Interbody Fusion：腰椎前外側椎体間固定術

➡「PLIF」p.30参照

ALIF（アリフ、アーリフ）

Anterior Lumbar Interbody Fusion：腰椎前方椎体間固定術

➡「PLIF」p.30参照

ELAP（イーラップ）

expansive open-door laminoplasty：片開き式脊柱管拡大術

- 椎弓に溝を入れたり切離したりすることで、椎弓を開き除圧を行う[5]。

使用例　頸椎症性脊髄症によって骨棘が突出していたため、**ELAP**によって除圧しました

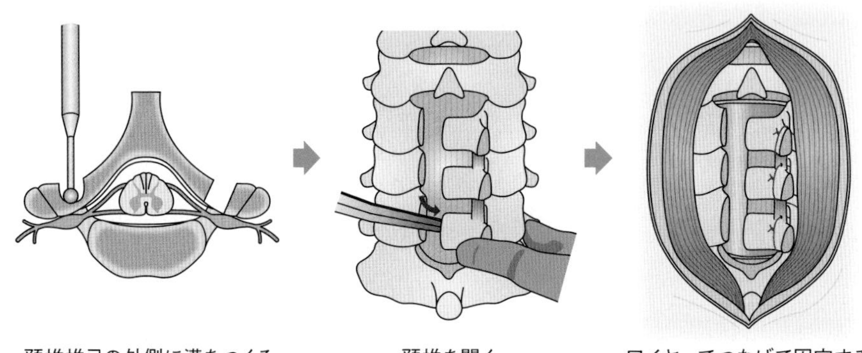

頸椎椎弓の外側に溝をつくる　→　頸椎を開く　→　ワイヤーでつなげて固定する

ヘルニコア

椎間板内酵素注入療法

- 椎間板ヘルニアに対する椎間板髄核融解術。椎間板髄核中の保水成分を椎間板内に注入することで、髄核を減圧し、ヘルニアによる神経根の圧迫の軽減を図る[6]。

使用例　**ヘルニコア**を施行した患者さんが合併症などの出現がなく経過し、術翌日に退院となりました

ダーメンコルセット

軟性コルセット

- 厚手の布をベースに金属の支柱を入れたコルセット[7]。

使用例　**ダーメンコルセット**作製のため、義肢装具士による採寸が行われました

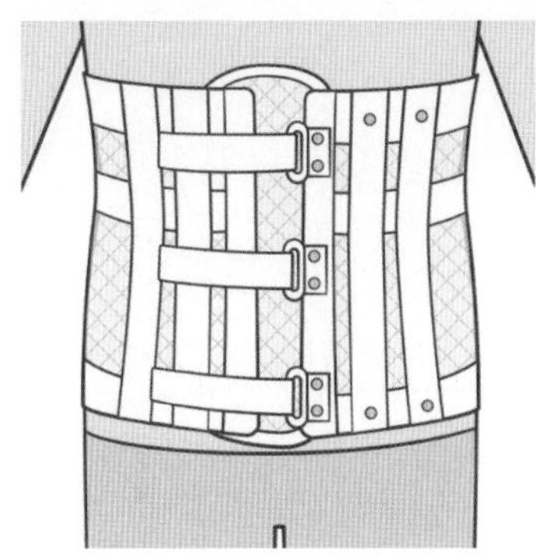

硬性コルセット

硬性コルセット

- ポリプロピレンなどで作製され、固定性が比較的高い[7]。

使用例　脊椎圧迫骨折後、患部固定のために**硬性コルセット**を着用しました

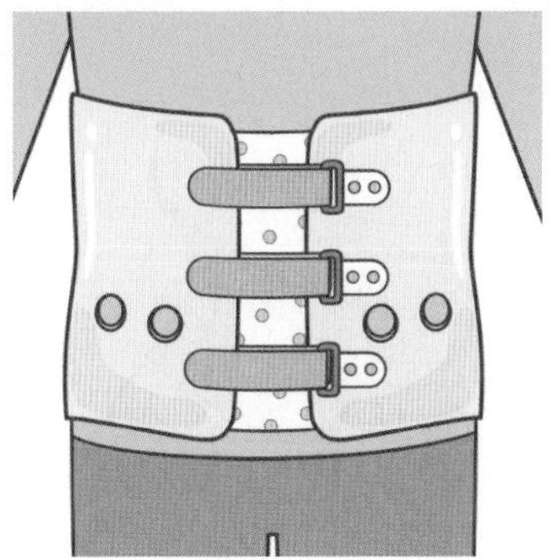

腹部固定帯

腰部固定帯

- 腰仙椎疾患の術後治療装具や急性腰痛症に対する簡易固定として用いられる既製コルセット[8]。

使用例　腰痛に対して**腹部固定帯**を着用し、負担を軽減しました

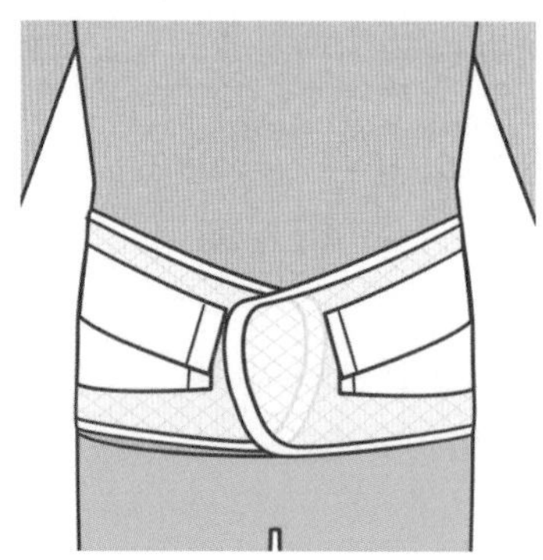

フィラデルフィア

フィラデルフィア頚部カラー

- 頚椎の可動性を制限するために使用する装具。頭側では前方パーツで下顎部を、後方パーツで後頭部を、尾側では前後から胸郭を把持する[9]。

使用例　皮膚が脆弱(ぜいじゃく)な患者さんに対し、**フィラデルフィア**と皮膚が接触する部分に褥瘡ができないよう、ガーゼを挟みました

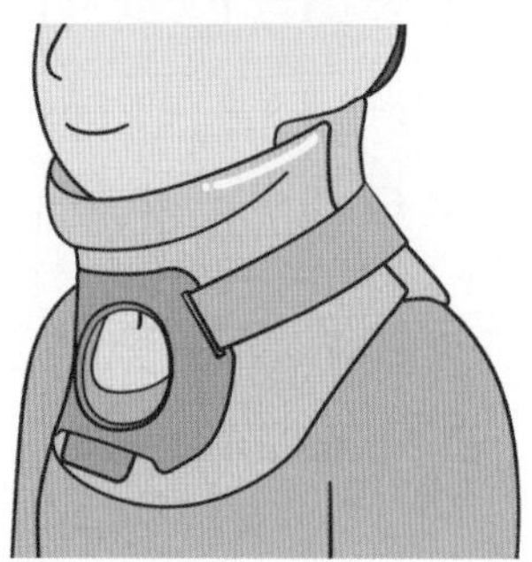

オルソカラー／ソフトカラー

スポンジカラー

- スポンジやウレタンフォームの芯材に木綿のカバーがされているもので、固定性はそれほど高くないが、患者さんの安静への意識を高めたり、頚部へのちょっとした衝撃をやわらげる効果が期待できる[9)]。カラーを装着していることで、他者から「頚椎が悪い」と認識してもらいやすくなるため、人混みや電車内で押されないように目印として装着している患者さんもいる。

使用例　頚椎後縦靭帯骨化症の保存治療として、**オルソカラー**を使用しました

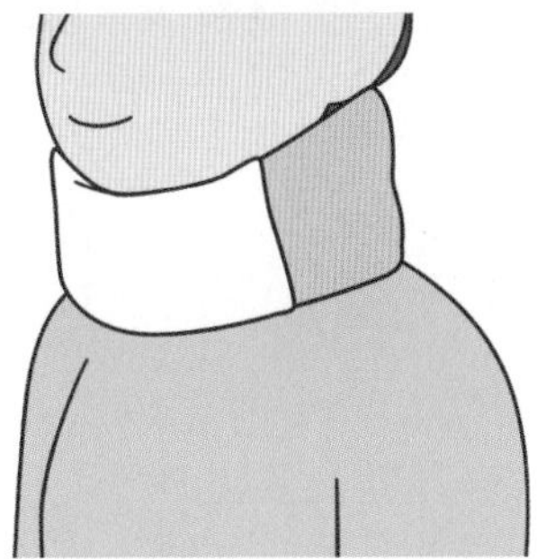

ハローベスト

ハローベスト

- ハローリングを介して４本の頭蓋ピンを頭蓋に刺入して頭蓋骨を固定し、リングをベストと４本の支柱で連結する装具[10)]。

使用例　上位頚椎損傷例に対して**ハローベスト**で固定しています

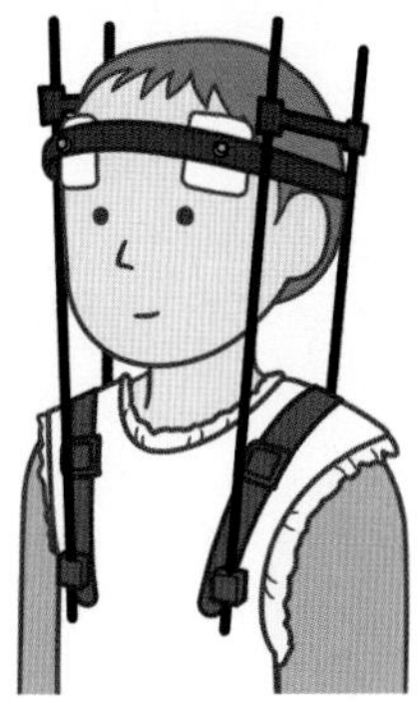

引用・参考文献

1）医療情報科学研究所編．“腰部脊柱管狭窄症”．運動器・整形外科．東京，メディックメディア，2017，260，（病気がみえる，11）
2）“椎間板ヘルニア”．前掲書1），254．
3）“造影検査”．前掲書1），63．
4）“脊椎圧迫骨折（椎体圧迫骨折）”．前掲書1），248．
5）“脊椎・脊髄の手術療法”．前掲書1），242．
6）坂野友啓．腰椎椎間板ヘルニアに対する椎間板内酵素注入療法．整形外科SURGICAL TECHNIQUE．12（1），2022，32-9．
7）中土保．胸腰仙椎・体幹装具 ダーメンコルセット，硬性コルセット（モールドタイプ），金属枠コルセット（フレーム型），金属枠コルセット（ジュエット型）．整形外科看護．19（1），2014，20-3．
8）伊藤博人ほか．ルンボロック・マックスベルト®など既製コルセット（腰仙椎装具，腰部固定帯）．整形外科看護．16（1），2011，53-5．
9）平田裕亮ほか．頚椎装具 アドフィットUDカラー®，フィラデルフィア®カラー，ポリネックハード®，スポンジカラー．整形外科看護．19（1），2014，16-9．
10）森本忠嗣．ハローベスト．整形外科看護．26（10），2021，953-6．

（岩間 潤、上條翔矢、小山友里江、田中るみ、吉原 舞）

特集2 上肢の関節

RCT

rotator cuff tear：肩腱板断裂

- 腱板（肩関節を囲む4つの筋の腱）が断裂すること[1]。

使用例：運動中にRCTを起こし、痛みのため入院しました

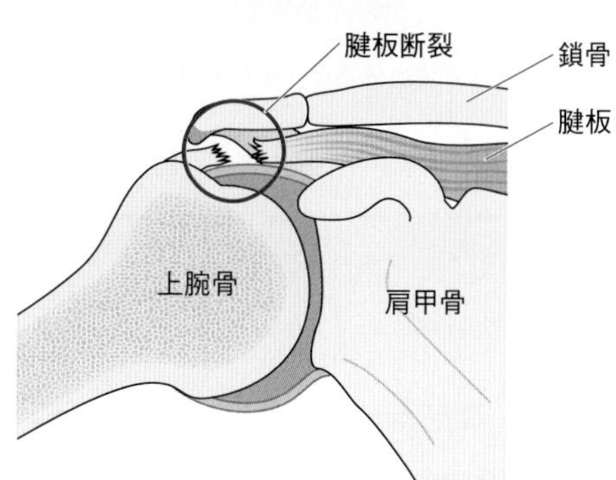

SLAP損傷

superior labrum anterior and posterior：上方関節唇損傷

- 上腕二頭筋長頭腱に負荷がかかり、関節唇が剥離・断裂すること。

使用例：交通事故によってSLAP損傷を起こしました

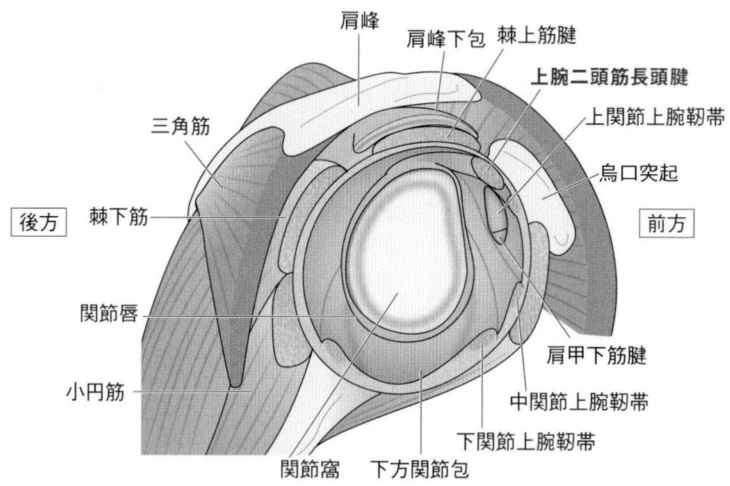

関節包と靭帯の構造（横から見た図）

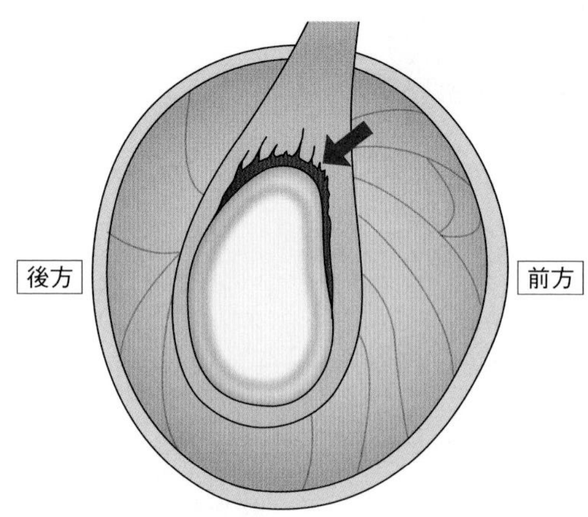

上方肩関節唇損傷（横から見た図）

骨性（こっせい）バンカート

骨性バンカート損傷

◎ 外傷性肩関節脱臼に続発する状態。関節唇が関節窩から剥離する[2)]。

使用例：ラグビーの試合中、衝撃によって**骨性バンカート**となりました

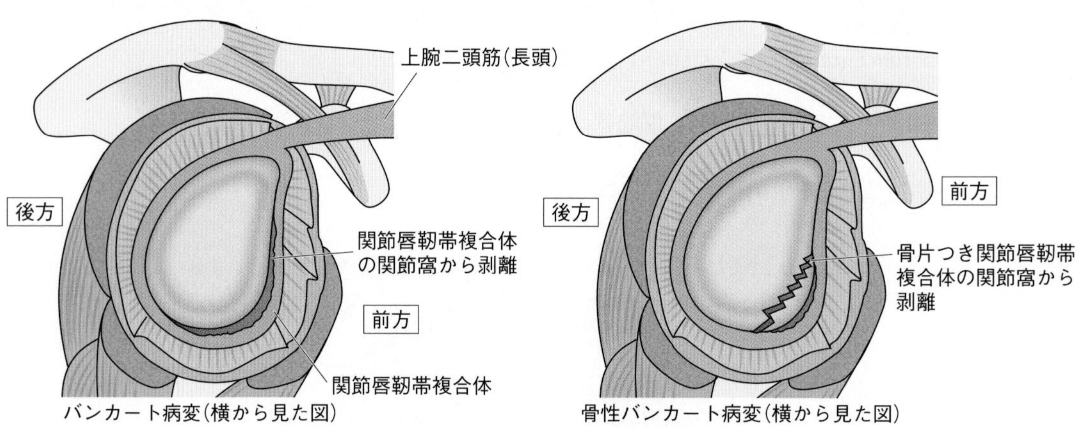

バンカート病変（横から見た図）　骨性バンカート病変（横から見た図）

ARCR

arthroscopic rotator cuff repair：鏡視下腱板修復術

- 変形性関節症やリウマチ、重度の腱板断裂などで変形した肩関節に施行される。関節鏡を用い、断裂した腱板を上腕骨に縫着する手術[1]。

使用例：腱板断裂が起こった患者さんにARCRを施行予定です

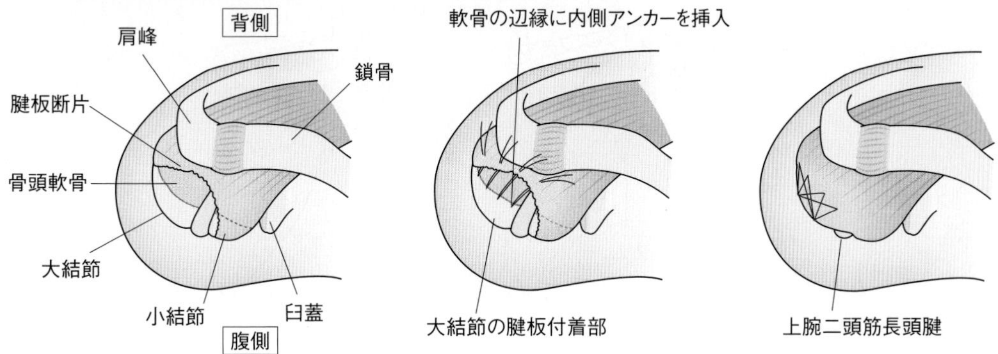

TSA

total shoulder arthroplasty：人工肩関節全置換術

- 実際の肩関節の形態に似た人工関節。腕側に骨頭がある[3]。

使用例：変形性肩関節症の患者さんにTSAを施行し、ショルダーブレースを装着してもらいました

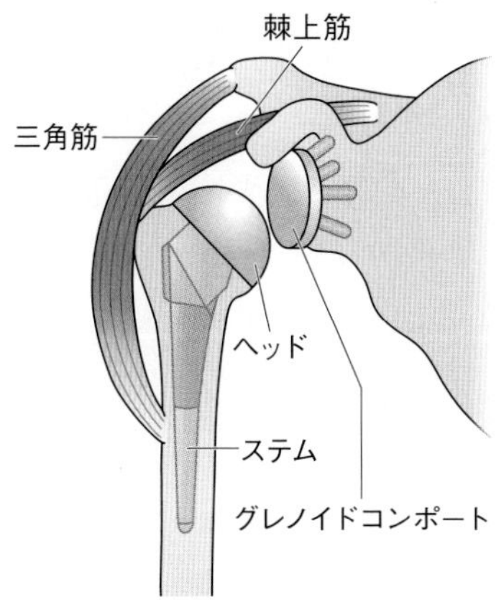

RSA

reverse shoulder arthroplasty：リバース型人工肩関節置換術

- 通常の解剖の反転した形態の人工関節。肩甲骨側に半球型のヘッドがあり、上腕骨側にお椀型のステムが設置されている[3)]。

使用例：腱板断裂症性関節症患者さんにRSAを施行し、3週間外転位を保持するよう指導しました

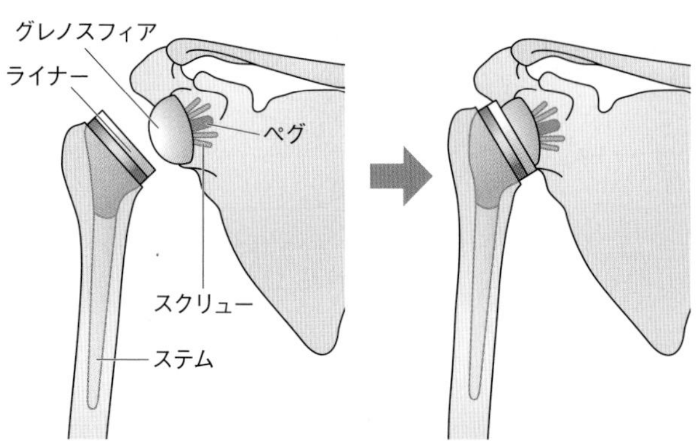

BR

Bankart repair：バンカート修復術

- 関節鏡を用い、損傷した関節窩から剥離した関節唇を縫い合わせる手術。

使用例：BRを施行しましたが、バスケットボールの際に相手と接触し、再脱臼しました

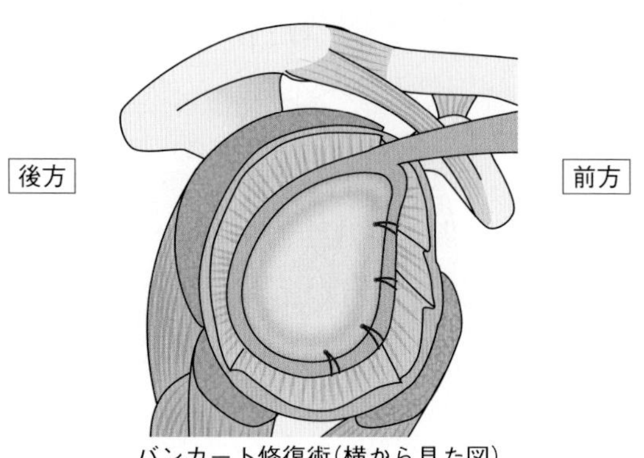

バンカート修復術（横から見た図）

ショルダーブレース
内旋位肩関節保持具

- 腕つりと胴ベルトで構成される装具[4]。

使用例：**ショルダーブレース**で肩関節を内旋位に保ちました

鎖骨固定バンド
鎖骨固定バンド

- 鎖骨骨折の治療、局所の安静と整復位保持のために装着するバンド[5]。

使用例：鎖骨骨幹部を単純骨折した患者さんの患部の整復位保持のため、**鎖骨固定バンド**を使用しました

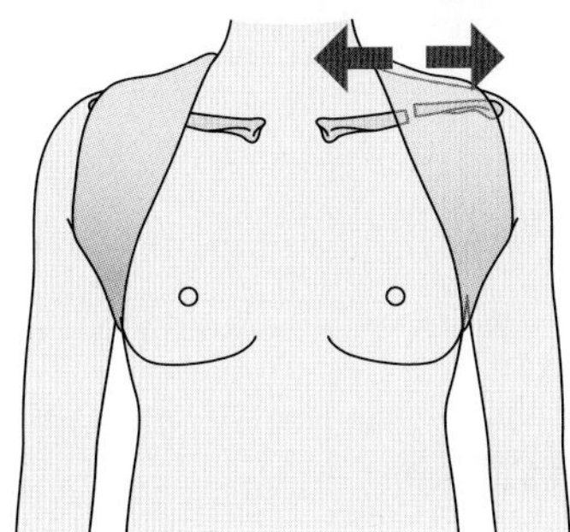

引用・参考文献

1）医療情報科学研究所編．“腱板断裂とは”．病気がみえる vol. 11 運動器・整形外科．東京，メディックメディア，2017，110.
2）“変形性関節性（OA）”．前掲書1），339.
3）寺林伸夫．人工肩関節置換術（解剖学的人工肩関節置換術・リバース型人工肩関節置換術）．整形外科看護．26（7），2021，646-54.
4）伊藤博人．ショルダーブレース・IR®．整形外科看護．16（1），2011，18-21.
5）白濱正博．クラビクルバンド．整形外科看護．24（1），2019，64-5.

（岩間 潤、上條翔矢、小山友里江、田中るみ、吉原 舞）

特集3 下肢の関節

BHA

bipolar hip arthroplasty：人工骨頭置換術

- 大腿骨頭を人工材料で置換し、寛骨臼と人工骨頭で関節面を形成する手術[1]。

使用例　大腿骨頚部骨折に対し、BHAを施行しました

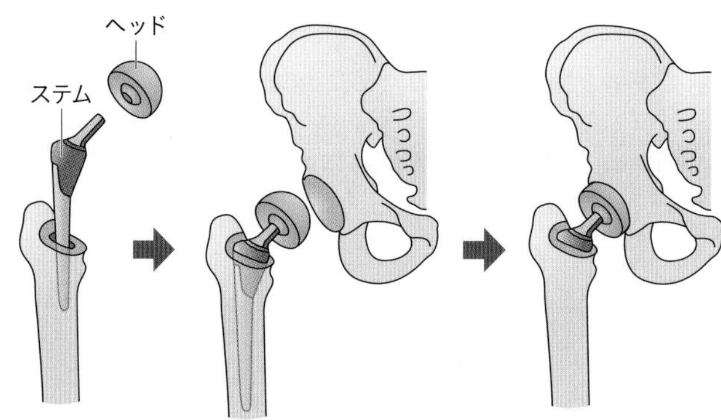

THA

total hip arthroplasty：人工股関節全置換術

- 大腿骨頭と寛骨臼の両方を人工関節に置き換える術式。また、THR（total hip replacement）とも表記される[2]。

使用例　変形性股関節症の患者さんにTHAを実施し、疼痛が消失しました

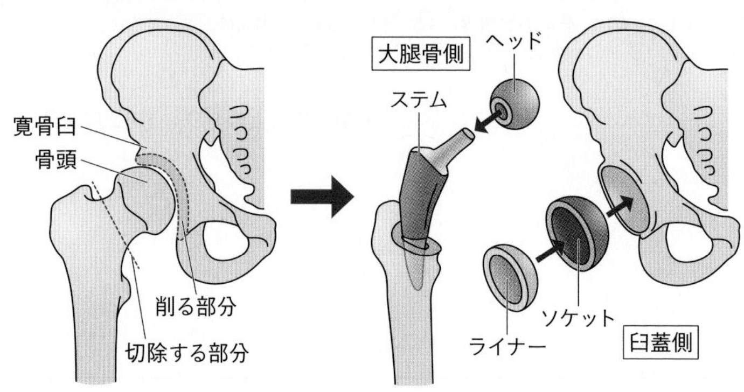

ガンマネイル
ガンマネイル

- 大転子先端から髄内釘を挿入した後、ラグスクリューを打ち込む固定術のこと[1)]。おもに転子部骨折に対する髄内釘固定術。

使用例：**ガンマネイル**を用いて大腿骨転子部骨折を固定しました

RAO（アールエーオー、ラオ）
rotational acetabular osteotomy：寛骨臼回転骨切り術

- 寛骨臼を切離し、移動させることで、大腿骨頭を摩耗の少ない軟骨面で被覆する術式[3)]。

使用例：臼蓋形成不全の40歳代の患者さんに対し、**RAO**を行いました

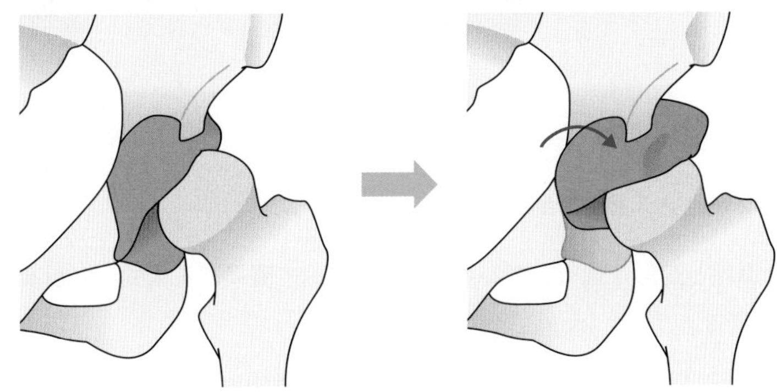

UKA

unicompartmental knee arthroplasty：単顆型人工膝関節置換術

- 膝関節の内側または外側のみを人工関節で置換する術式。内側に対して行われることが多い。

使用例 骨の一部分が摩耗・変形していたため、**UKA**の適応となりました

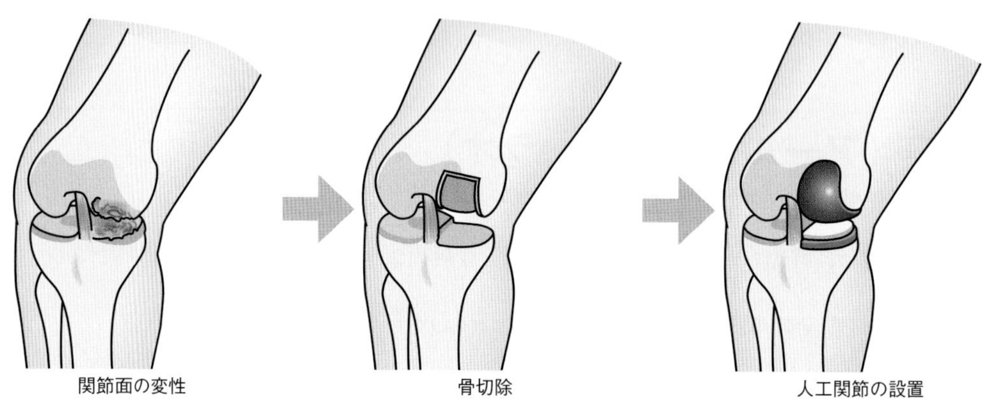

TKA

total knee arthroplasty：人工膝関節全置換術

- 膝関節の内外側の摩耗と変形が進行している場合に、すべて置換する術式。total knee replacementでTKRとも表記される。

使用例 変形性膝関節症にO脚がみられましたが、**TKA**によって歩容が改善しました

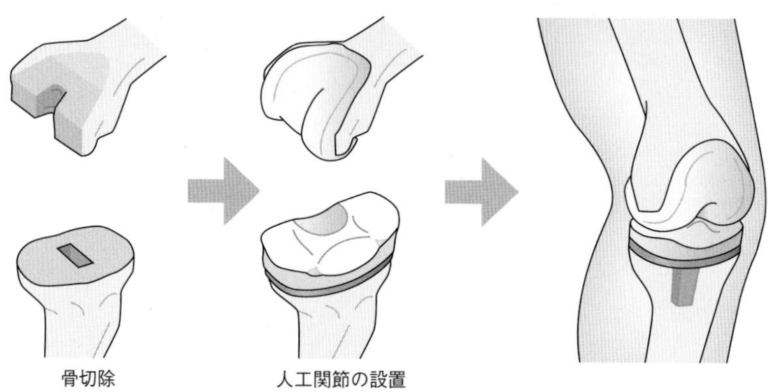

HTO

high tibial osteotomy：高位脛骨骨切り術

- 内側型変形性膝関節症（いわゆるO脚）に対し、脛骨近位部の骨を楔状に切れ目を入れ、脛骨膝関節面の角度を変えることで切り取る手術。切り取ることによって、変形が及んでいない外側関節面へ荷重を分散させる[4)]。

使用例：若年性変形性膝関節症のため、**HTO**の適応となりました

抜釘（ばってい）

抜釘

- プレートやスクリューなどの金属を術後に体内から取り出すこと。

使用例：HTO後1年経ち、**抜釘**術を行いました

直達牽引（ちょくたつけんいん）

直達牽引

- 四肢の骨切に対してキルシュナー鋼線（K（ケー）ワイヤー、K-w）というワイヤーを直接骨に刺入し、牽引する方法[5)]。

使用例：脛骨は筋力が強いため、**直達牽引**を行って転位を予防します

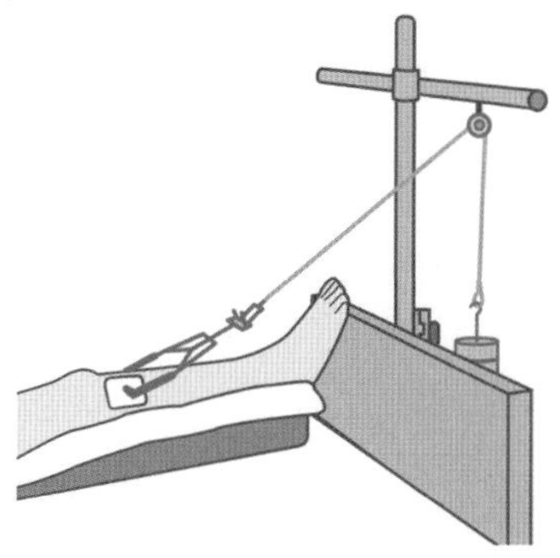

引用・参考文献

1）医療情報科学研究所編. “大腿骨頚部骨折／大腿転子部骨折”. 病気がみえるvol. 11運動器・整形外科. 東京, メディックメディア, 2017, 333.
2）“変形性股関節症”. 前掲書1), 407.
3）“股関節の主な疾患”. 前掲書1), 161.
4）“高位脛骨骨切り術”. 前掲書1), 403.
5）“牽引法”. 前掲書1), 84.

（岩間 潤、上條翔矢、小山友里江、田中るみ、吉原 舞）

特集4 骨折、関節リウマチ、骨粗鬆症、骨・軟部腫瘍

ACL

anterior cruciate ligament：前十字靱帯

- 大腿骨の顆間窩外側壁と脛骨顆間部前方を連結し、大腿骨に対する脛骨の前方移動および内旋を抑制する役割をもつ靱帯[1)]。

使用例　ACL再建術にて本日手術予定の○○さんのバイタルサインを測定してきます

右膝前面

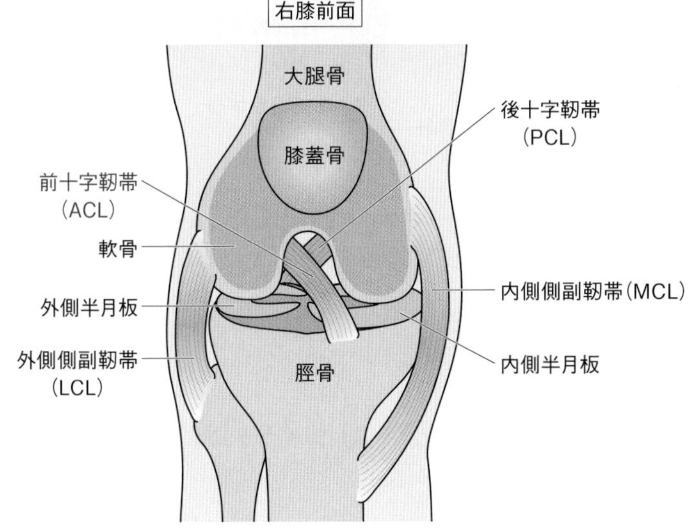

EHL

extensor hallucis longus：長母趾伸筋

- 母趾を伸展させる筋。

使用例

EHLの腱が断裂したので、母趾の伸展に制限がかかります

前面

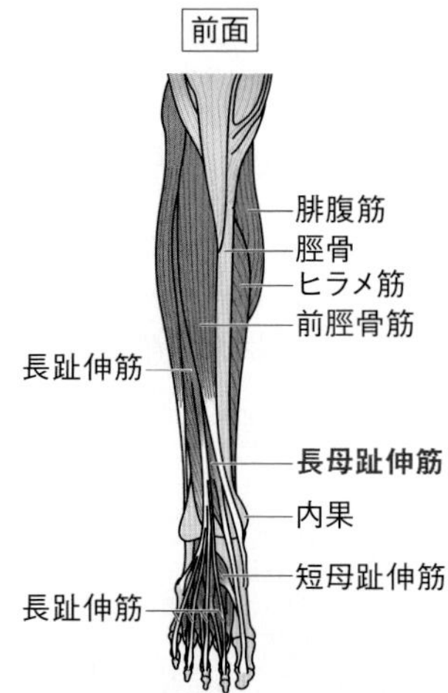

FHL

flexor hallucis longus：長母趾屈筋

- 母趾を屈曲させる筋。

使用例

○○さんは、趣味のバレエ中、母趾屈曲時に疼痛があり受診したところ、FHLの付着部周囲が炎症を起こしていたようです

Dx（ディーエックス）

dislocation：脱臼

- 関節面を構成する骨同士が解剖学的位置関係を完全に失った状態をいう（外れかけた状態は亜脱臼）[2]。

使用例：THA後のDx予防について、あらかじめ術前に確認しておきましょう

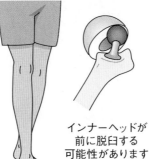

●過伸展・外旋（・内転）＝前方脱臼
●過屈曲・内旋（・内転）＝後方脱臼

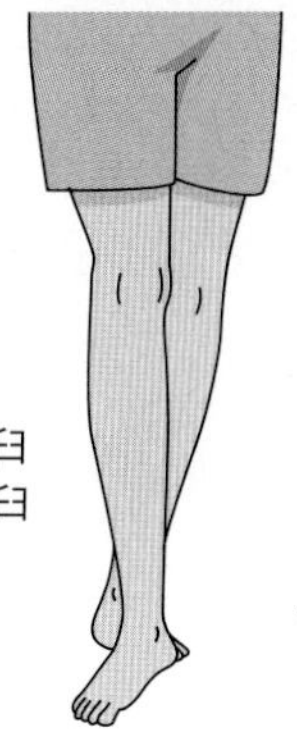
左足が患肢
インナーヘッドが
前に脱臼する
可能性があります

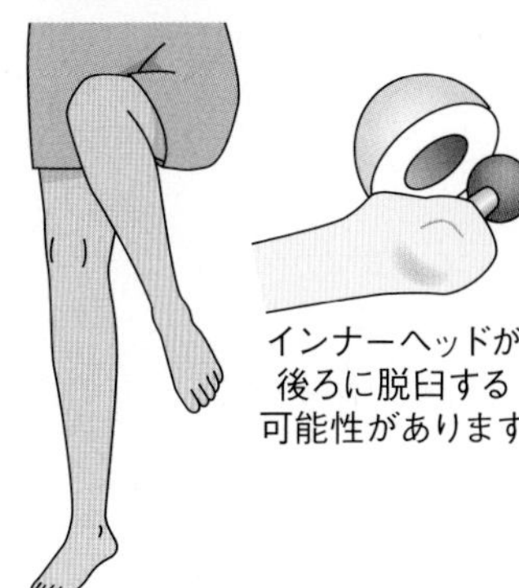
左足が患肢
インナーヘッドが
後ろに脱臼する
可能性があります

THAの脱臼肢位

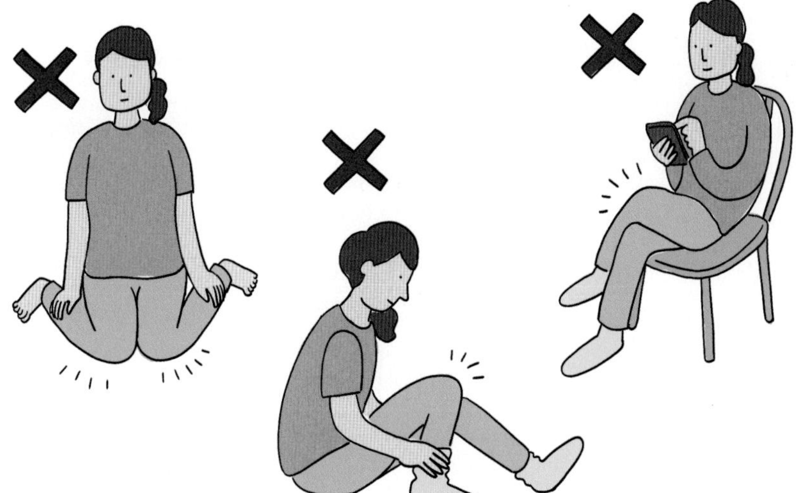

THA後に脱臼が起こりやすい姿勢

Fx

fracture：骨折

- 外力によって骨の連続性が断たれた状態のこと[3]。

使用例　上腕骨顆上の骨折（**Fx**）でギプス固定している患者さんの神経障害の有無を観察しましょう

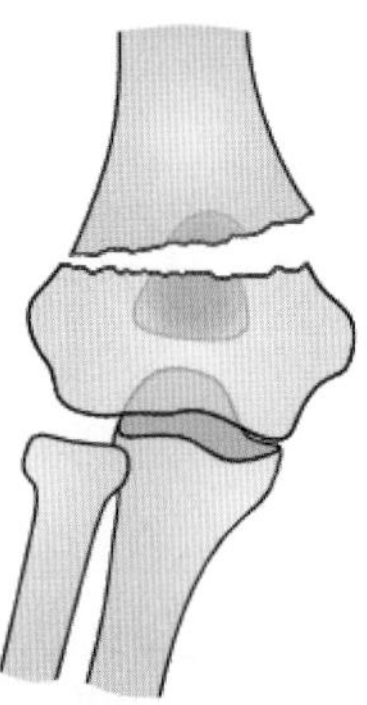

上腕骨顆上骨折

ピンニング

ピンニング

- ピンを挿入して骨を固定する方法。ワイヤーなどで骨折部位をつなげて固定する。

使用例　中足骨骨折に対して、経皮的**ピンニング**法による治療を行う患者さんに手術当日の流れを説明してきます

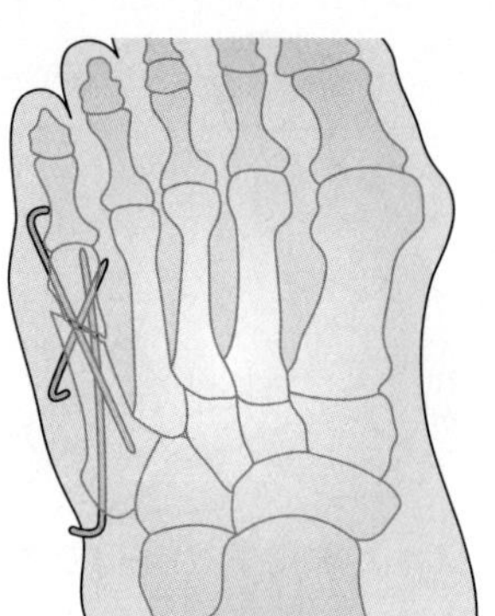

中足骨骨折に対する
経皮的ピンニング法

ORIF（オリフ）

open reduction and internal fixation：観血的整復固定術

- 骨折に対して、観血的に整復操作および内固定材を用いた骨結合術[4)]。

使用例　右大腿骨骨幹部骨折の診断で緊急入院となった患者さんを、**ORIF**のためにオペ室に連れていきます

「open」「reduction」「internal」「fixation」
開けて　整復　内部　固定
単語の意味を覚えておいてもいいかも！

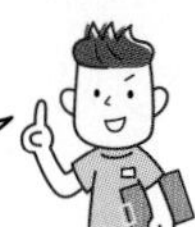

FNB

femoral nerve block：大腿神経ブロック

- 大腿神経を局所麻酔薬の局所投与によって神経遮断する方法[5)]。下肢の手術の麻酔目的や術後の鎮痛方法として用いられる。

使用例　THA後で鎮痛目的に**FNB**を挿入している患者さんの、現在の痛みの状況をNRS（Numerical Rating Scale）で評価しましょう

皮弁（ひべん）

皮弁

- 血流のある皮膚・皮下組織や深部組織のことで、事故や肉腫などで組織が欠損や死腔ができた部位に移動することで欠損部を補う。血管を付けたまま移動するものを「有茎皮弁」、血管を切り離して移動するものを「遊離皮弁」とよぶ[6)]。

使用例　手背の皮膚欠損が大きいため、今後、**皮弁**を用いた皮膚移植術が検討されています

アンプタ

amputation：切断

- 切断を意味する用語で、英語の「amputation」に由来する。四肢の一部が切離された状態のこと[7)]。

使用例　○○さんは右大腿部を**アンプタ**したため、義足を着用し、本日からリハビリテーション開始予定です

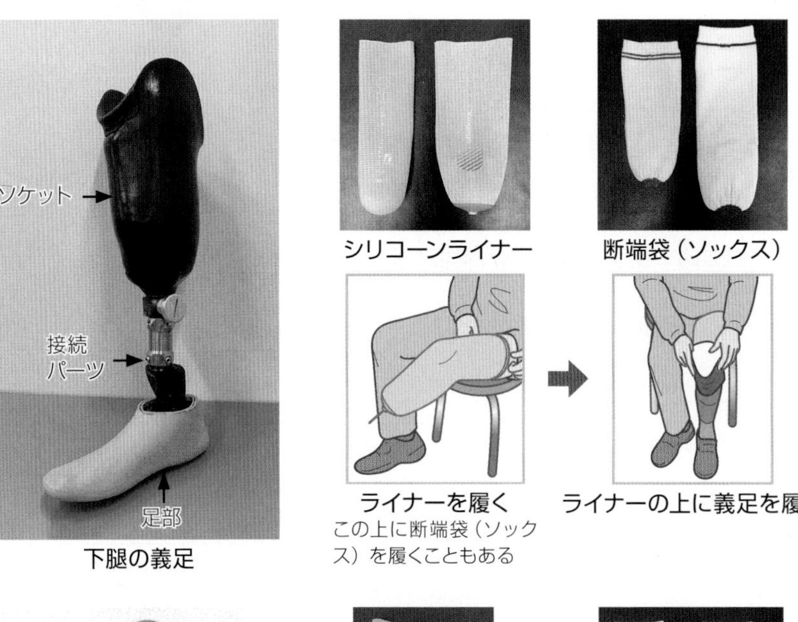

下腿の義足

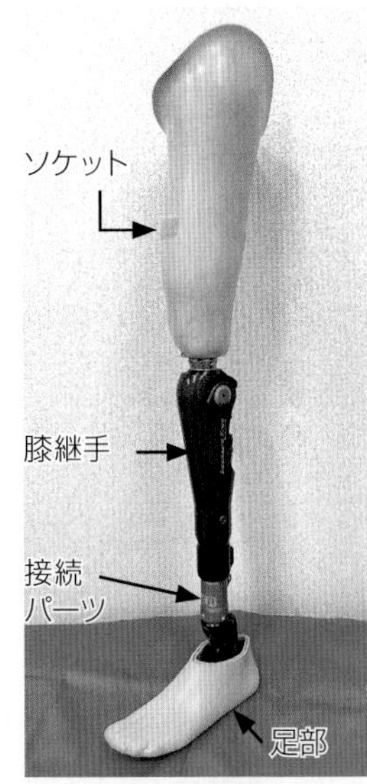

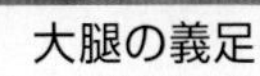

大腿の義足

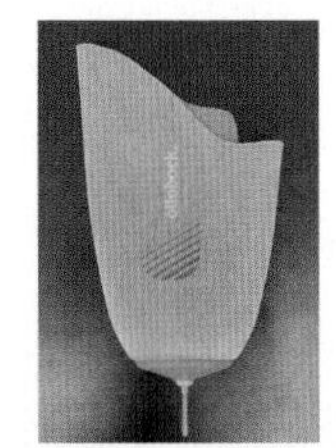

シリコーンライナー

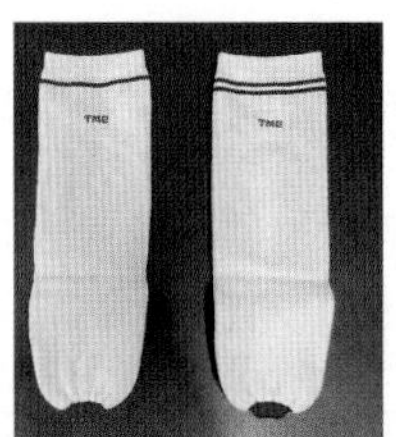

断端袋（ソックス）

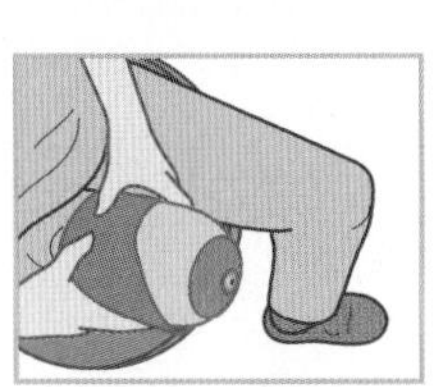

ライナーを履く
この上に断端袋（ソックス）を履くこともある

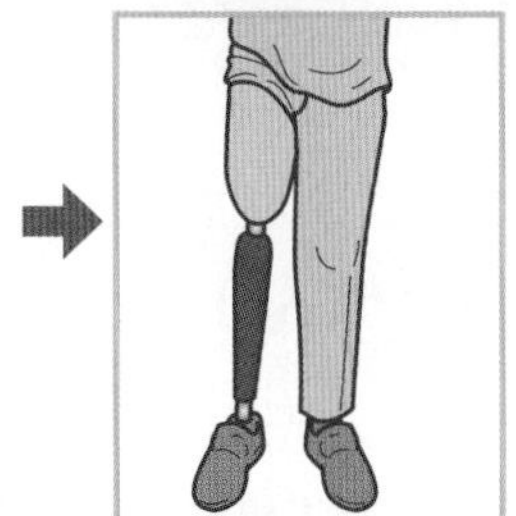

ライナーの上に義足を履く

戸田光紀ほか．“おもな切断部位と義足の種類”．リハビリナース秋季増刊．勝谷将史ほか監修．大阪，メディカ出版，2022，206．より引用

引用・参考文献

1）医療情報科学研究所編．“半月板，十字靭帯，側副靭帯”．運動器・整形外科．東京，メディックメディア，2017，175，（病気がみえる，11）．
2）渡部欣忍．“捻挫・脱臼”．かんテキ 整形外科．渡部欣忍編．大阪，メディカ出版，2019，42．
3）渡部欣忍．“骨折の総論”．前掲書2），33．
4）織田弘美．“骨折の治療”．系統看護学講座 専門分野Ⅱ成人看護学：10．運動器．第13版．東京，医学書院，2012，103．
5）今日の診療プレミアムWEB（医学書院 医学大辞典．第2版）．
6）再建手術について．https://www.ncc.go.jp/jp/ncch/clinic/plastic_surgery/040/index.html（2022年11月参照）
7）“リハビリテーションとは”．前掲書1），458．

（岩間 潤、上條翔矢、小山友里江、田中るみ、吉原 舞）

メディカ出版のおススメ！

1
2023

新刊 がん看護・ターミナルケア

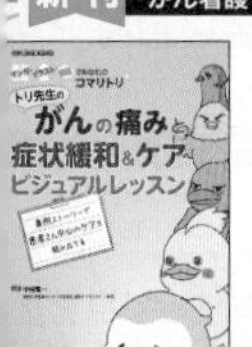

YORi-SOU BOOKS

トリ先生の がんの痛みと症状緩和&ケア ビジュアルレッスン

事例ストーリーで患者さん中心のケアを組み立てる

病態、がんの痛みやそれ以外の症状のケア、症状緩和アプローチについて、今日から使える実践的な知識やケアのコツを解説！

苦痛を訴える患者さんへの対応がわかる！

■中村 陽一 編著

●定価3,740円（本体+税10%） ●B5判 ●240頁 ●ISBN978-4-8404-7906-6

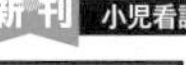

新刊 小児看護

助産師・NICUナースのもやもや解消！

改訂2版 よくわかる新生児の血液ガス

分娩管理や新生児集中治療において必要な血液ガス分析・酸塩基平衡の知識をやさしく解説。読み方がさくさく身につくドリルつき！

血液ガスと病態生理の関係をバッチリ理解！

■細野 茂春 編著

●定価3,080円（本体+税10%） ●A5判 ●192頁 ●ISBN978-4-8404-7914-1

新刊 呼吸器

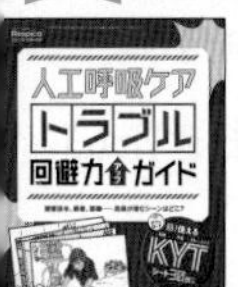

みんなの呼吸器 Respica 2022年冬季増刊

人工呼吸ケア トラブル回避力アップガイド

超！使える危険予知トレーニング（KYT）シート30枚つき

人工呼吸ケアを中心によく出会うトラブルを整理、リスク回避／対処の鉄則を徹底解説。特に気を付けたい30シーンを厳選した、ダウンロードして使えるKYTシートつき！

日常の呼吸ケアに潜むリスクを見抜く

■春田 良雄／長谷川 隆一 監修

●定価3,520円（本体+税10%） ●B5判 ●168頁 ●ISBN978-4-8404-7747-5

※消費税はお申し込み・ご購入時点での税率が適用となります。

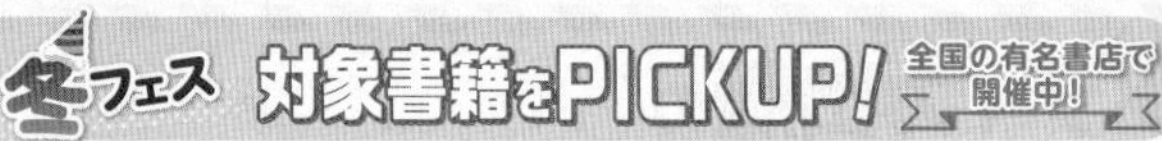

手術・麻酔

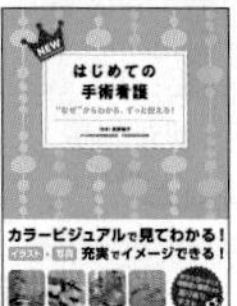

NEWはじめての手術看護

"なぜ"からわかる、ずっと使える!

新人オペナースの必須知識をビジュアル解説!周術期にお[illegible]るケアの根拠が明確にわかり、先輩ナースの復習・指導用[illegible]キストとしても使える一冊!

理解度が確認できる振り返りWEBテストつ[illegible]

武田 知子 編著

●定価2,970円(本体+税10%) ●B5判 ●192頁 ●ISBN978-4-8404-7850-2

循環器

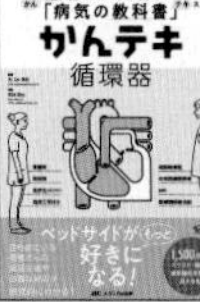

患者がみえる新しい「病気の教科書」

かんテキ 循環器

循環器疾患の仕組みを"たとえ"をふんだんに使って視覚化[illegible]リアルな会話例つきの症例で治療・ケアの進め方がイメー[illegible]できる!

シリーズ累計発行10万部突破!

大八木 秀和 監修
宮川 和也 編集

●定価3,740円(本体+税10%) ●B5判 ●456頁 ●ISBN978-4-8404-6921-0

整形

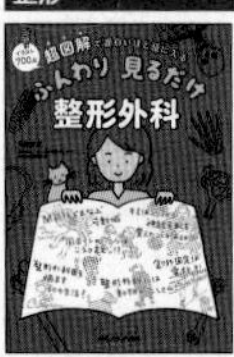

超図解で面白いほど頭に入る

ふんわり 見るだけ 整形外科

「ゴリラから学ぶ運動神経支配」など、整形外科のまとめ[illegible]た・覚え方を700点以上のイラスト&オリジナリティ溢れる[illegible]説で楽しく学べる一冊!

"ググる"のではなく、"くくって"理解しよう!

岡野 邦彦 著

●定価3,080円(本体+税10%) ●B5判 ●176頁 ●ISBN978-4-8404-7550-1

看護管理

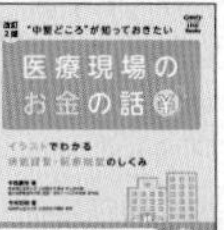

CandY Link Books

改訂2版"中堅どころ"が知っておきたい 医療現場のお金の話

イラストでわかる病院経営・医療制度のしくみ

大好評書籍の改訂版。医療のお金の流れをイラストでわか[illegible]やすく解説。2022年度診療報酬改定を反映!

病院経営のリアルがわかる

中西 康裕/今村 知明 著

●定価3,080円(本体+税10%) ●B5判 ●200頁 ●ISBN978-4-8404-7882-3

特集5 合併症

DVT

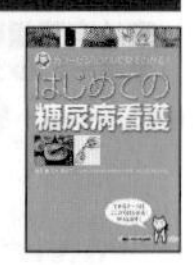

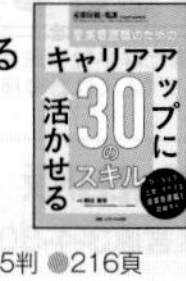

ストッキングをはいています

がれた血栓

血栓

出現すること[2]。深部静脈血栓でみられる理学

ンズ徴候を確認しようと思います

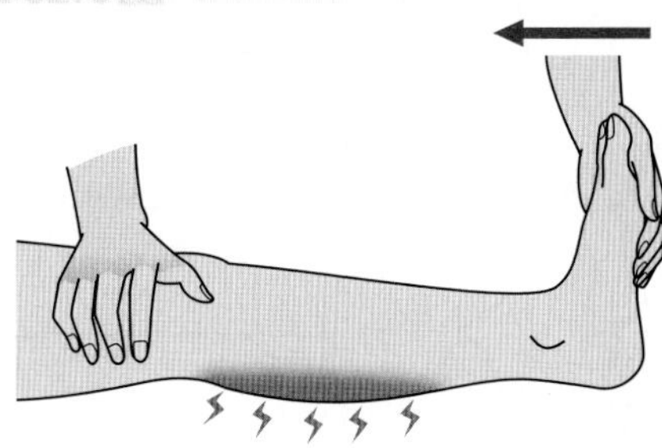

PTE／PE

pulmonary thromboembolism：肺血栓塞栓症

- 下肢深部静脈で生じた血栓が、静脈血流によって肺に運ばれ、肺動脈を閉塞することで発症する重大な合併症のこと[3)]。

使用例　**PTE疑いのため胸部造影CT検査が急遽入ったので、その準備をします**

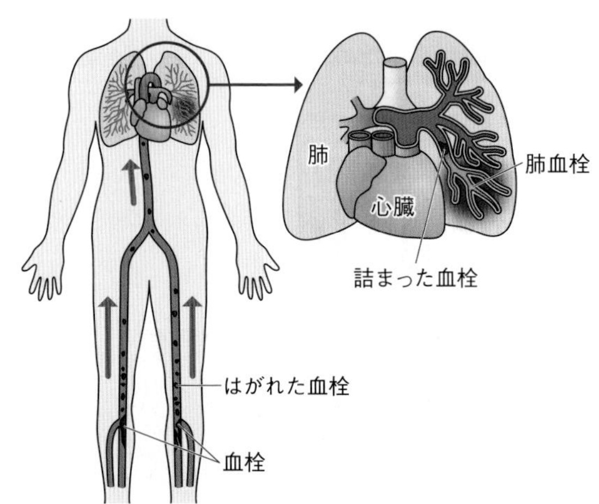

Dダイマー

ディーダイマー

- 血液検査項目のひとつ。DVTの診断の指標となる。凝固マーカー。

使用例　**Dダイマーが高いから、離床していいかどうか医師に確認してください**

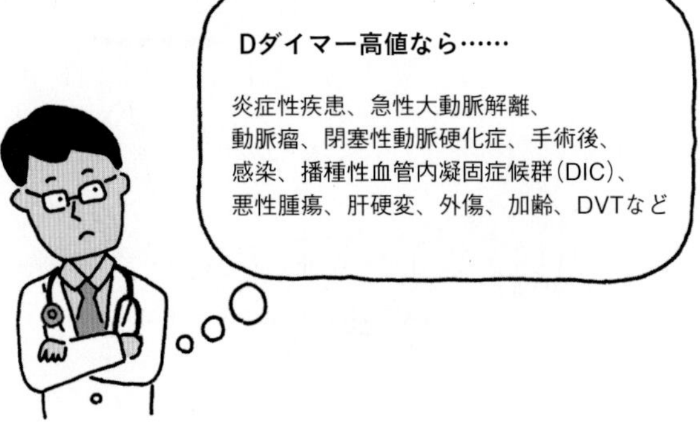

Dダイマー高値なら……
炎症性疾患、急性大動脈解離、
動脈瘤、閉塞性動脈硬化症、手術後、
感染、播種性血管内凝固症候群（DIC）、
悪性腫瘍、肝硬変、外傷、加齢、DVTなど

リクシアナ®

エドキサバンの商品名

- 抗凝固療法で使用される経口直接Xa阻害薬。DVTのリスクが高い患者さんに術後12時間以上経過後投与を開始する。

使用例：○○さんはDダイマーが高かったので、○月○日から**リクシアナ®**開始になりました

イグザレルト®

リバーロキサバンの商品名

- 経口Xa因子阻害薬の1つ。成人の非弁膜症性心房細動患者における虚血性脳卒中および全身性塞栓症の発症抑制や静脈血栓塞栓症（DVTおよびPTE）の治療および再発抑制などに使用される[4)]。

使用例：DVTの治療に**イグザレルト®**が開始となりましたが、エリキュース®と服用回数が異なるので気を付けましょう

エリキュース®

アピキサバンの商品名

- 経口Xa因子阻害薬の1つ。外因性および内因性血液凝固経路の収束点である第Xa因子を阻害する。非弁膜症性心房細動患者さんにおける虚血性脳卒中および全身性塞栓症の発症抑制や静脈血栓塞栓症（DVTおよびPTE）の治療および再発抑制などに使用される[5)]。

使用例：DVTの治療目的で**エリキュース®**が開始となります

C5麻痺

頸椎の術後に起こり得る合併症

- 片側の三角筋や上腕二頭筋など、おもにC5髄節が支配する近位筋の筋力低下をきたす状態のこと[6]。

使用例

頸椎前方固定術後の患者さんが上肢の筋力低下（**C5麻痺**）を訴えたため、MMT（p.57参照）を行ってみたいと思います

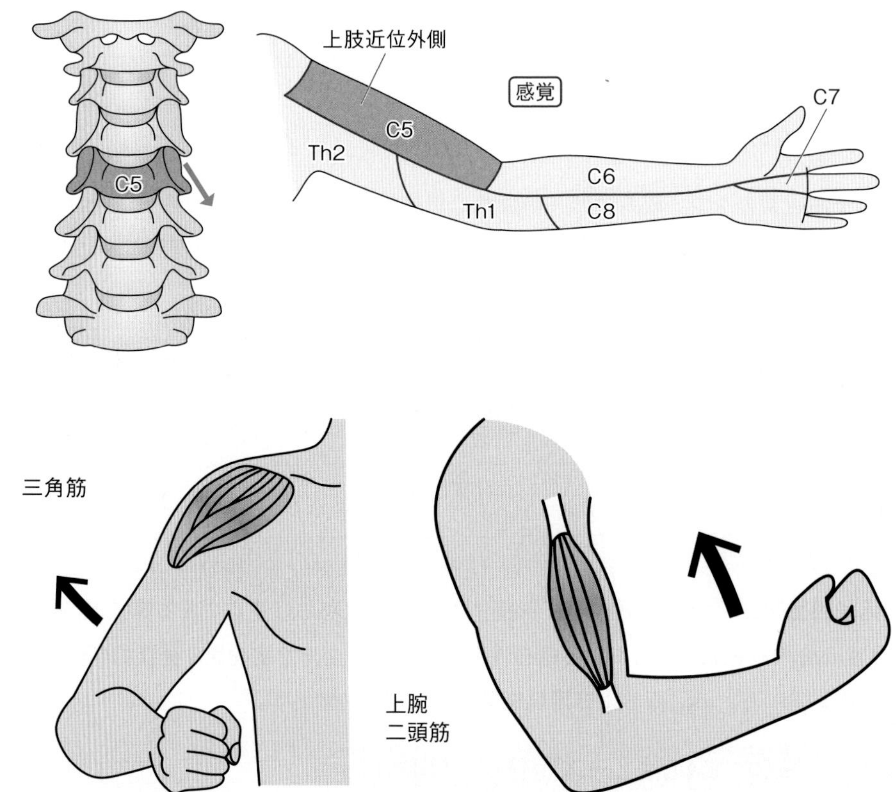

引用・参考文献

1）医療情報科学研究所編．"手術の合併症"．運動器・整形外科．東京，メディックメディア，2017，95，（病気がみえる，11）．
2）医療情報科学研究所編．"脊柱後弯症"．循環器．第3版．東京，メディックメディア，2010，275，（病気がみえる，2）．
3）"末梢神経線維"．前掲書2），277．
4）今日の診療 プレミアムWEB．https://top.islib.jp/bcs/ct/k_shinryoj/#/contents/yaka060c003d004z0004（2022年10月参照）
5）今日の診療 プレミアムWEB．https://top.islib.jp/bcs/ct/k_shinryoj/#/contents/yaka060c003d004z0005（2022年10月参照）
6）小林和克ほか．術後C5麻痺に対する予防と対策．脊椎脊髄ジャーナル．31（4），2018，377．

（岩間 潤、上條翔矢、小山友里江、田中るみ、吉原 舞）

特集6 リハビリテーション

MMT

manual muscle test：徒手筋力テスト

- 筋力を徒手的に評価する方法。0～5の6段階で評価する。

使用例：僧帽筋のMMTがリハビリテーション開始前は3でしたが、リハビリテーションを行って5になりました

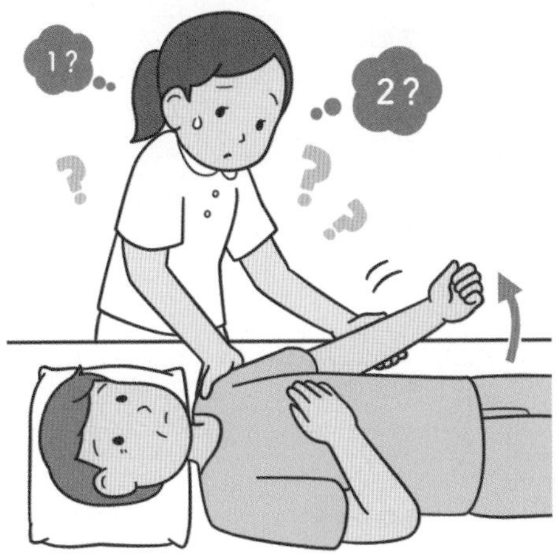

正常（N：normal, 5）	最大抵抗を加えても運動ができる筋力
優（G：good, 4）	最大抵抗には打ち勝てないが、重力下で運動ができる
良（F：fair, 3）	抵抗には打ち勝てないが重力に抗して運動ができる
可（P：poor, 2）	重力をなくすと運動ができる
不可（T：trace, 1）	筋収縮はあるが、関節運動はみられない
ゼロ（0：zero, 0）	筋収縮なし

徒手筋力テストの評価一覧

ROM

range of motion：関節可動域

- 関節の運動範囲のこと[1]。この範囲を測定することを関節可動域テスト、関節を動かして関節拘縮などを予防する訓練を関節可動域訓練という。

使用例：人工股関節全置換術（THA）後のROM制限を事前に確認しましょう

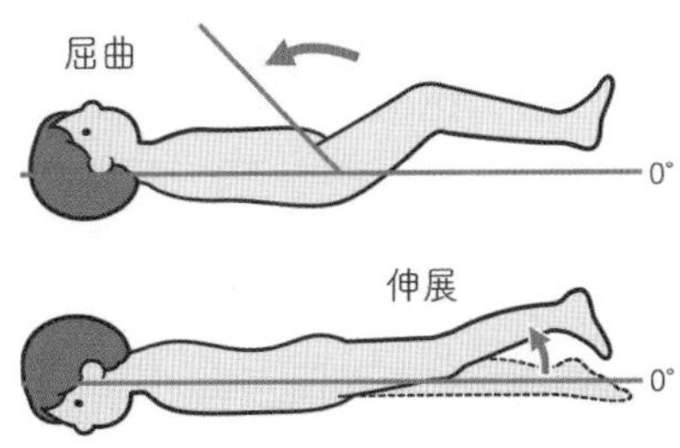

股関節の屈曲と伸展

関節機能	関節形態		関節名	可動域(°)	
多軸関節	球関節		肩関節	屈曲、伸展 外転、内転 外旋、内旋 水平屈曲、水平伸展	0〜180、0〜50 0〜180、0 0〜90、0〜90 0〜130、0〜30
			股関節	屈曲、伸展 外転、内転 外旋、内旋	0〜90、0〜15 0〜45、0〜20 0〜45、0〜45
	鞍関節		母指CM関節	橈側外転、尺側内転 掌側内転、掌側外転	0〜60、0 0、0〜90
	楕円関節		手関節	掌背屈 橈尺屈	0〜70、0〜90 0〜25、0〜55
			体幹肩甲骨関節	屈伸 挙上、引き下げ	0〜20、0〜20 0〜20、0〜10
単軸関節	蝶番関節		肘関節	屈曲、伸展	0〜145、0〜5
			膝関節	屈曲、伸展	0〜130、0
			指関節	屈曲、伸展	0〜90、0
	車軸関節		橈尺関節	回内外	0〜90、0〜90
	平面関節		肩鎖関節 手根骨間 足根骨間		ほぼ動かず

関節形態と可動域

CPM

continuous passive motion：持続的他動運動

- 四肢に対するゆっくりとした、連続的に繰り返す、他動運動による訓練法[2)]。関節組織の修復と関節拘縮の予防などを目的に行われる。膝関節術後に行われるものを指すことが多い。

使用例　人工膝関節全置換術（TKA）後の○○さんですが、本日からCPMが開始になります

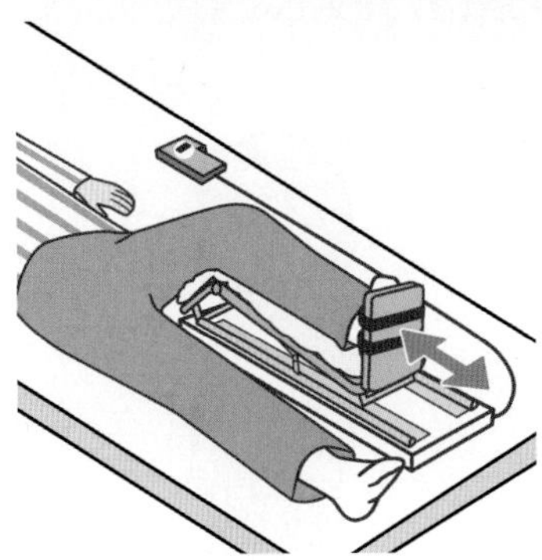

TA

tibialis anterior muscle：前脛骨筋

- 足関節を背屈・底屈させるために必要な下肢筋群の1つ。

使用例　TAに障害があって足関節を背屈させることがむずかしく、靴の着脱に介助が必要そうですね

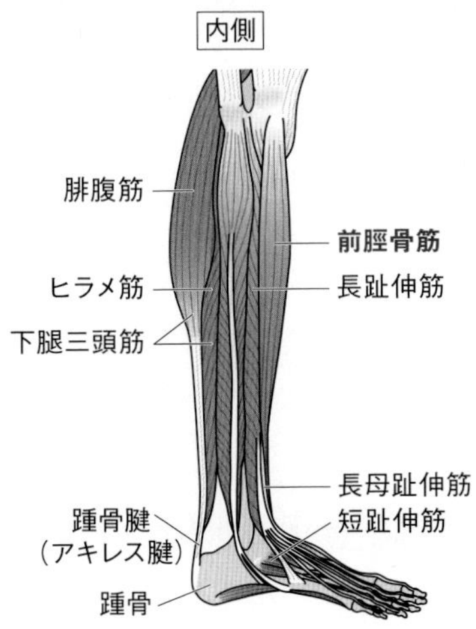

WB、1/3PWB（1/3荷重）、FWB（全荷重）

weight（ウェイト） bearing（ベアリング）：荷重、partial（パーシャル） weight（ウェイト） bearing（ベアリング）、full（フル） weight（ウェイト） bearing（ベアリング）

- WB（weight bearing）は荷重のことである。立位や歩行時に下肢にかかる体重負荷のこと[1、4]。1/3荷重のように全体重の一部をかける状態や、全荷重として歩行や移乗時の荷重制限がない状態がある。

使用例　○○さんの右下肢ですが、現在**1/3PWB**です

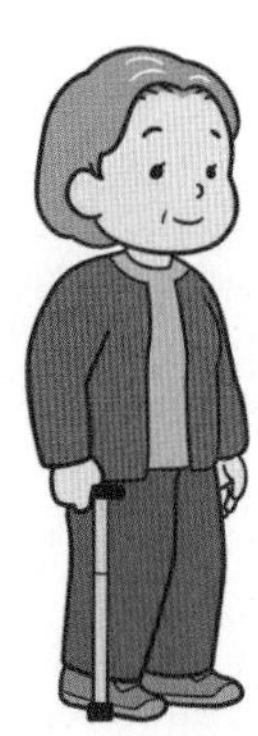

免荷（めんか）

免荷

- 安静や歩行補助具などによって、下肢や関節にかかる体重を軽減すること[3]。

使用例　RAO施行後は**免荷**となるため、体重3分の1から荷重をかけます

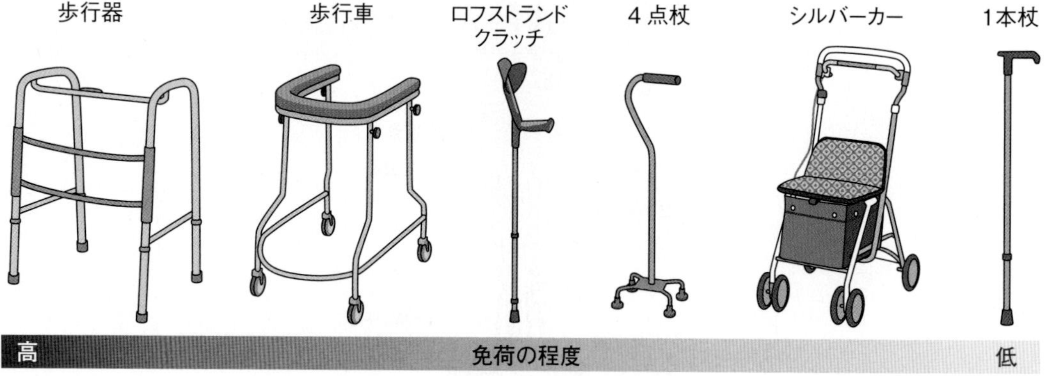

NWB（ノンウェイト）

non weight bearing：免荷

- 患肢にまったく体重をかけない状態[4]。

使用例 ○○さんは右下肢を手術したため、歩行時は右足免荷（NWB）としてください

フリーハンド歩行（F/H）

フリーハンド歩行

- 手すりや杖などの歩行補助具を使用しないで歩くこと。

使用例 ○○さんは昨日まで杖歩行で病棟内を歩行していましたが、本日から**F/H歩行**になっています

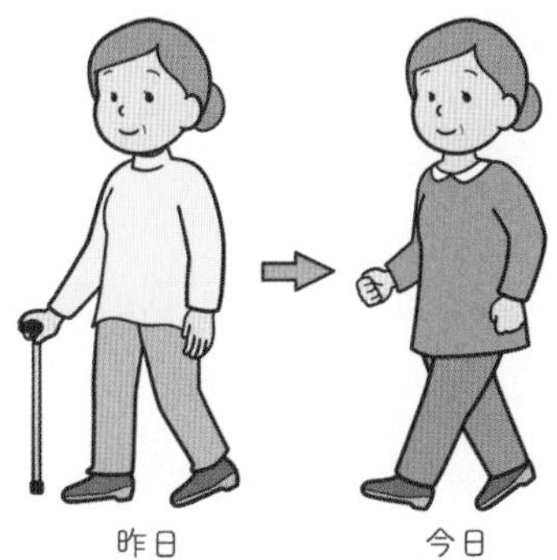

引用・参考文献

1）今日の診療プレミアムWEB（医学書院 医学大辞典．第2版）．（2022年9月参照）
2）中村耕三ほか．機器を用いた訓練―CPM；持続的他動運動訓練．総合リハビリテーション．20（9），1992，1015-7.
3）医療情報科学研究所編．“保存療法”．運動器・整形外科．東京，メディックメディア，2017，76，（病気がみえる，11）.
4）渡部欣忍．“骨折の総論”．かんテキ 整形外科．渡部欣忍編．大阪，メディカ出版，2019，39.

（岩間 潤、上條翔矢、小山友里江、田中るみ、吉原 舞）

特集7 その他

弾包（だんぽう、だんほう）
弾性包帯

- シーネやギプスを固定するための伸縮性の包帯のこと。弾性ストッキングを着用できない場合にも用いられる。

使用例　○○さんのギプスを巻き直すから、**弾包**持ってきてください

包交（ほうこう）
Dressing Change（D/C）：包帯交換

- 創部のガーゼを固定するために巻いている包帯を交換すること。

使用例　○○さんの**包交**介助に行ってきます

弾スト
弾性ストッキング

- 下肢の深部静脈血栓予防に用いるストッキングのこと。足を強く圧迫することで、血液のうっ滞を防ぐ。

使用例　術前に○○さんの**弾スト**のサイズを測っておきましょう

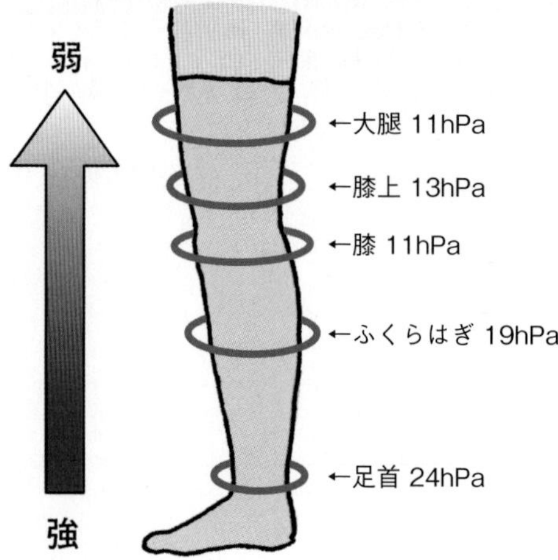

セルセーバー

回収式自己血輸血

- 術中に創部から出血した血液を回収して返血できるシステムのこと。

使用例　手術室看護師から病棟看護師へ申し送り場面「**セルセーバー**で回収した自己血を投与中です」

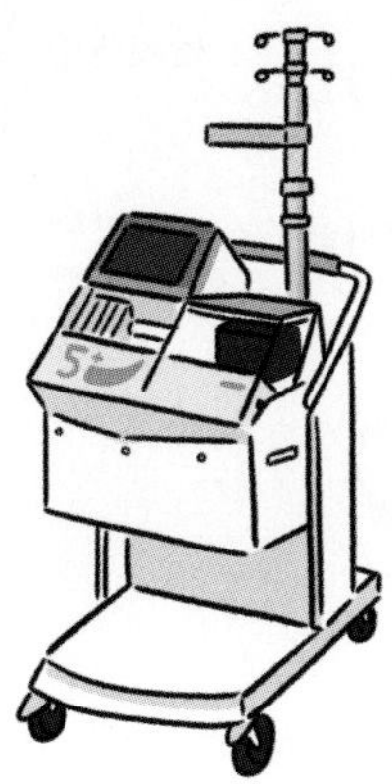

自己血貯血

貯血式自己血輸血

- 術前に患者さんの血液を採取し、術中または術後に投与する血液[1)]。回収式と同じく自己血輸血の方法の1つ。

使用例　手術室看護師から病棟看護師へ申し送り場面「術中に出血量が多かったので、**自己血貯血**を投与しています」

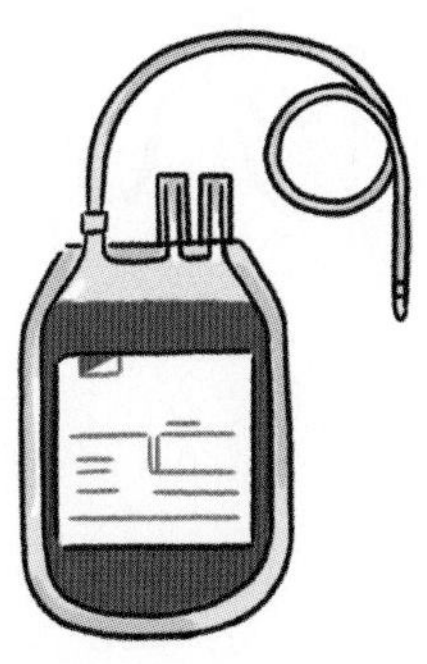

epi（エピ）

硬膜外麻酔：epidual Ansthesia

- 硬膜外カテーテルから麻酔薬を注入して麻酔をする方法。

使用例　術後の疼痛管理のために**エピ**を挿入しています

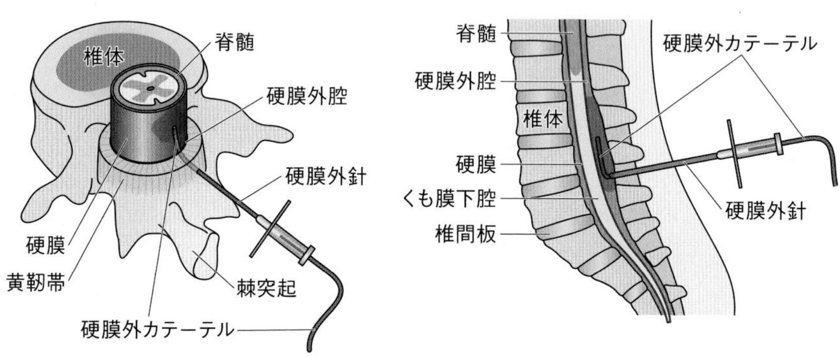

IV PCA

intravenous patient-controlled analgesia：経静脈患者管理鎮痛法

- 麻酔薬をポンプで注入する方法。患者さん自身が疼痛に合わせて麻酔薬を注入することができる。

使用例　**PCA**ポンプ使用中の患者さんへの説明場面「○○さん、痛みが我慢できなくなったらこのボタンを押してくださいね」

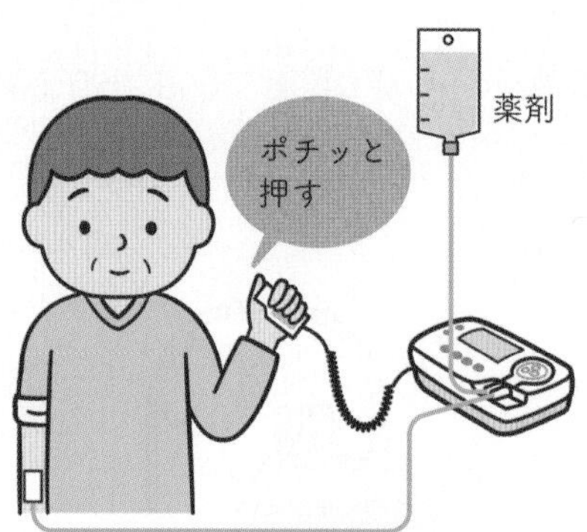

SBバック®／full圧
ドレーン吸引圧

- 手術創部に留置し、持続的に出血や滲出液を吸引するドレーンの商品名でSBバック®と呼ぶ。最大吸引時のことをfull圧ということもある。

使用例：本日の**SBバック®**出血量は○○mLです。**full圧**をかけています

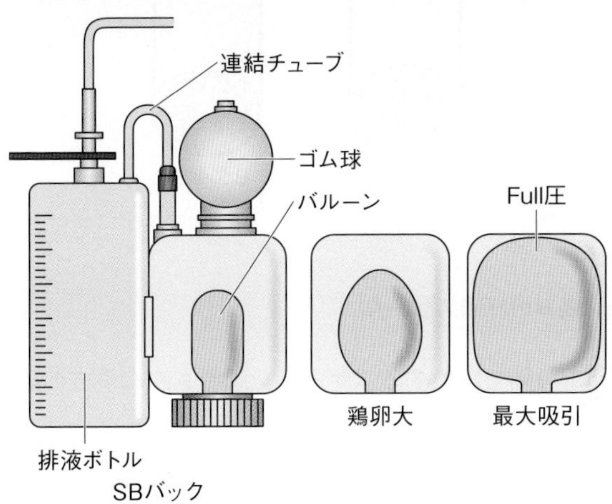

MCドレーン
マルチスリッド型ドレーン

- 創部からの出血や滲出液などを排液するために体内に留置するドレーンの一種で、スリット（切れ込み）が入った構造などに特徴がある。閉塞しにくく広範囲から排液できる利点がある。

使用例：○○術を受けた患者さんが、**MCドレーン**を挿入して帰室したため、挿入位置を確認します

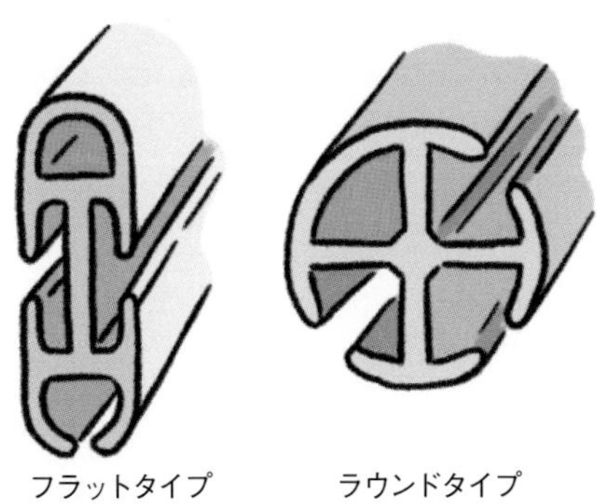

ペンローズドレーン
ペンローズドレーン

- 毛細管現象を利用したドレーン。排液効果も高く、素材が柔らかく組織侵襲性が少ないことが特徴。

使用例 創部に**ペンローズドレーン**挿入中のため、挿入部位のガーゼを観察したいと思います

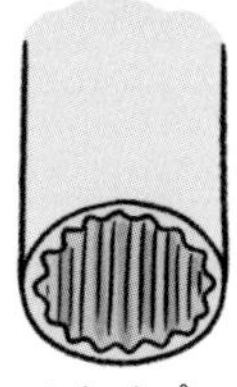
Aタイプ

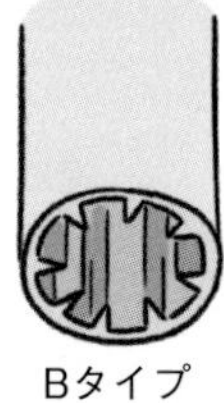
Bタイプ

NRS
numerical rating scale：痛みの評価スケール

- 痛みの評価を0〜10の11段階で評価するスケール。患者さんに現在の痛みの程度を示してもらい、主観的な痛みを客観的に評価する。

使用例 ○○さんですが、現在は**NRS**2〜3で経過しています

• NRS（numeric rating scale）数値評価スケール

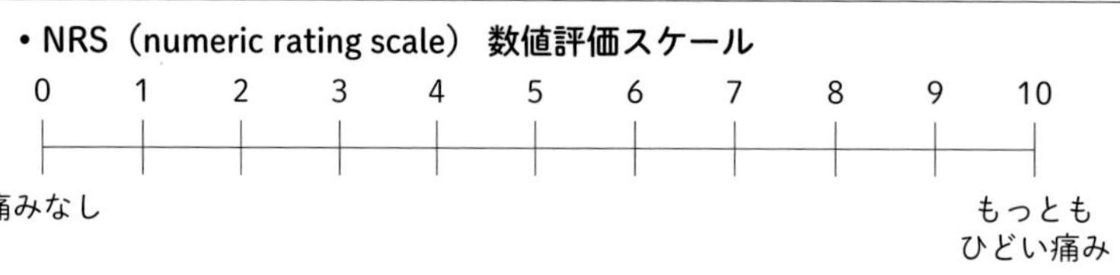

• FRS（face rating scale）表情尺度スケール

0

1

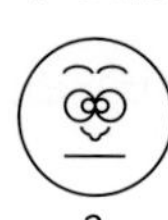
2

3

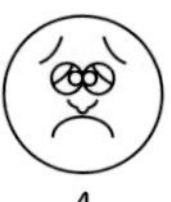
4

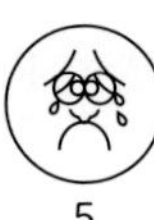
5

Whaley, L. et al. Nursing Care of Infants and Children. 3rd ed. Mosby, 1987. を参考に作成

痛みの強さの評価スケール

ロキソニン®
非ステロイド性抗炎症薬（NSAIDs）の内服薬

- プロピオン酸系消炎鎮痛薬の1つ。体内で炎症を引き起こすプロスタグランジンの合成酵素であるシクロオキシゲナーゼを阻害し、鎮痛・炎症・解熱効果を発揮する[2)]。

使用例 ○○さん、痛みが強いようですので、この**ロキソニン®**錠を1錠飲んでくださいね

ロピオン®
NSAIDsの静注液

- プロピオン酸系消炎鎮痛薬の１つで、鎮痛・抗炎症・解熱効果を発揮する。

使用例：○○さんの術後の疼痛に対して、○時に**ロピオン®**を投与しました

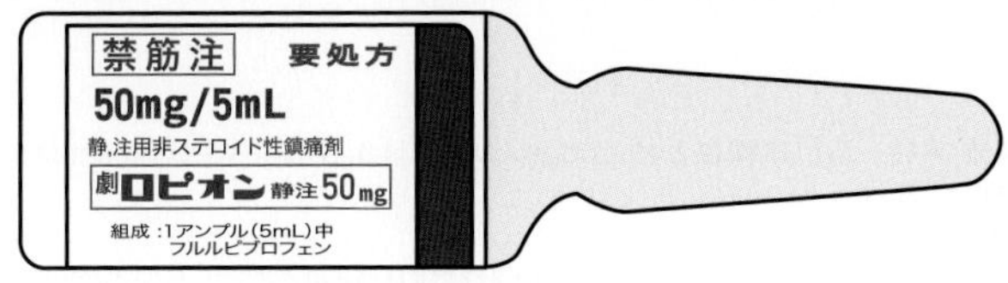

カロナール®
アセトアミノフェンの内服薬

- アミノフェール系解熱鎮痛薬の１つ。視床下部の体温中枢と大脳皮質の痛覚閾値を上昇させ、鎮痛効果を発揮する。また、体水分の移動と末梢血管の拡張により発汗をともなう解熱作用を発揮する[3)]。

使用例：1日3回定時にて**カロナール®**を服用し、痛みのコントロールをしています

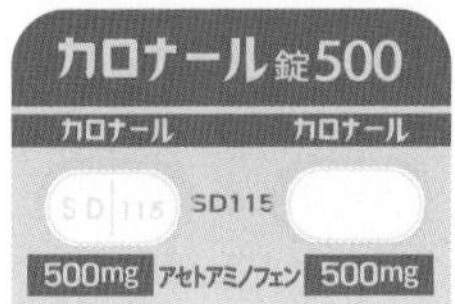

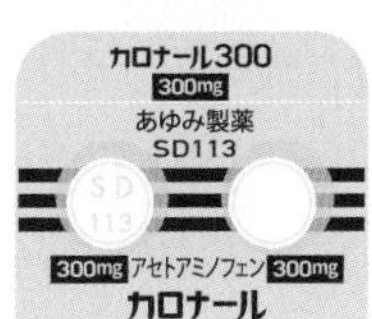

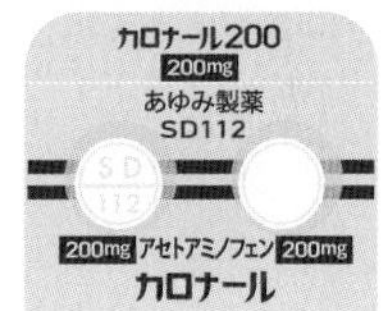

アセリオ
アセトアミノフェンの静注液

- アミノフェール系解熱鎮痛薬の１つで、解熱・鎮痛効果を発揮する。

使用例：○○さんが発熱したため、医師の指示書に基づいて○時に**アセリオ**を投与しています

デブリ

デブリードマン

- 感染徴候のある組織を外科的に除去すること。

使用例

緊急入院となった○○さんですが、**デブリ**してから病棟に上がってきます

引用・参考文献

1）日本自己血輸血・周術期輸血学会．自己血輸血とは．https://www.jsat.jp/jsat_web/jikoketuyuketu_toha/images/05_toketu_ekijo.gif（2022年10月参照）
2）今日の診療プレミアムWEB. https://top.islib.jp/bcs/ct/k_shinryoj/#/contents/c22a002b001c001d004z0025（2022年11月参照）
3）今日の診療プレミアムWEB. https://top.islib.jp/bcs/ct/k_shinryoj/#/contents/c22a002b001c001d004z0002（2022年11月参照）

（岩間 潤、上條翔矢、小山友里江、田中るみ、吉原 舞）

索　引

数字・欧文

あ

か

さ

た

は

ま

ら

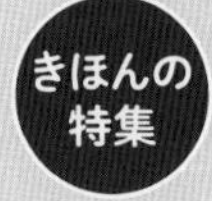

執筆者一覧

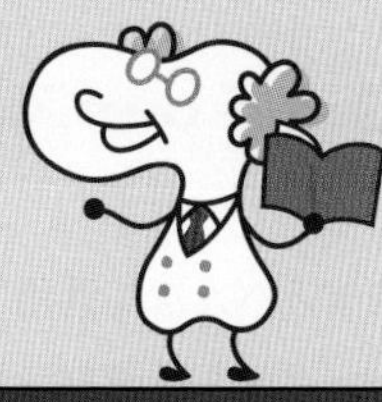

北里大学看護学部基礎看護学 教授

小山友里江（こやま・ゆりえ）

北里大学看護学部基礎看護学 助教

上條翔矢（かみじょう・しょうや）

北里大学看護学部臨床看護学 助教

田中るみ（たなか・るみ）

北里大学北里研究所病院

吉原 舞（よしはら・まや）

東海大学医学部付属病院高度救命救急センター副主任／感染管理認定看護師

岩間 潤（いわま・じゅん）

新連載 この美しくもわかりにくい

整形外科の世界

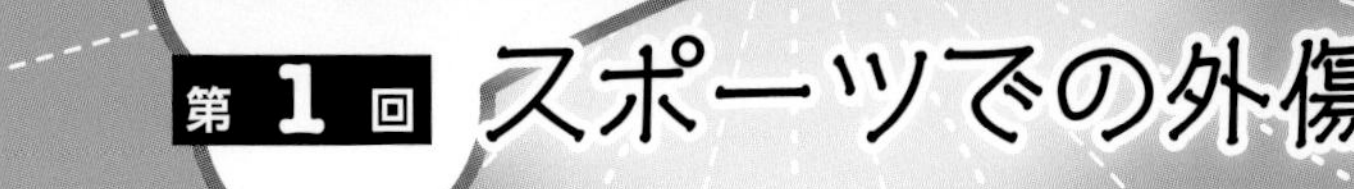

第1回 スポーツでの外傷

ロードレース、競輪 → 鎖骨骨折

下肢の筋肉をまんべんなく活用できるようにビンディングシューズという特殊なシューズでペダルと足を固定して走行します。そのため、接触などによる不意の転倒では足を着くことができず肩から地面に向かう形になります。その際に肩甲帯の一部である鎖骨に強力な圧がかかり骨折します。

ちなみに競輪で使用される自転車にはブレーキが付いていません。

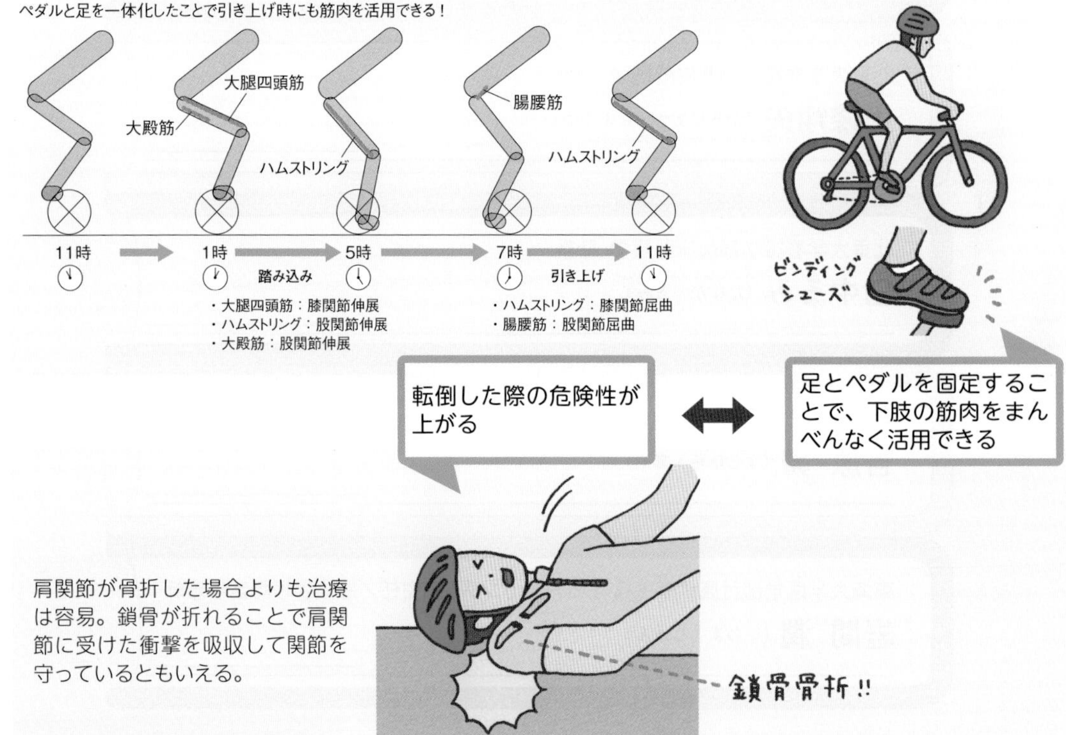

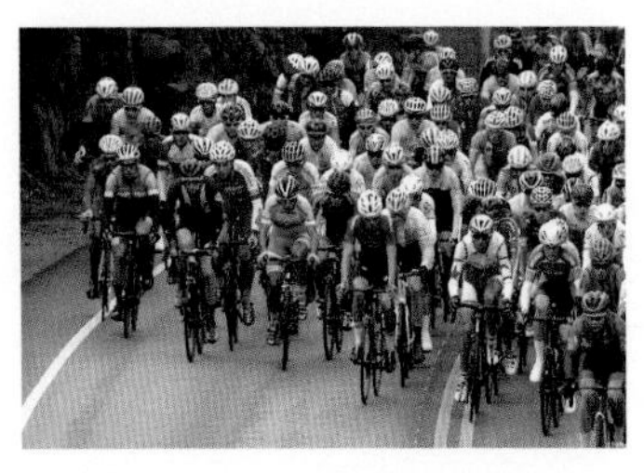

空気抵抗を軽減する目的で、集団で高速走行することが多い。そのため、接触、転倒、巻き込み事故が発生しやすい。

スポーツ外傷とは、骨折に代表されるように強力な負荷が１か所に集中したために発生したスポーツ中のけがのことです。

実は競技ごとに発生しやすいけががあります。整形外科学のなかで外傷というジャンルが古くから存在するにもかかわらず「スポーツ外傷」と括られるのは、その要因が競技特性に大きくかかわっているためです。治療しながら「このルールなら怪我しても仕方ないよね」とも感じることもあります。しかし、スポーツを安全に普及させることも整形外科医の役割と考えていますので、前向きにまとめてみました。

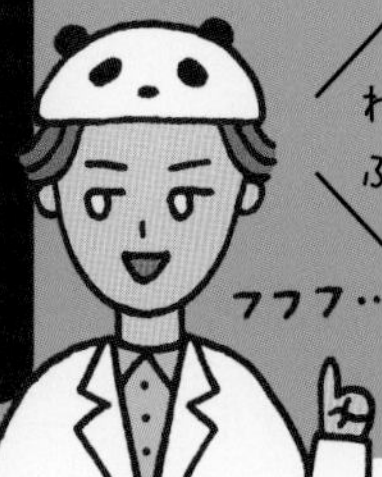
わたしが
ふんわり解説します
フフフ…

バスケットボール→足関節、膝関節靭帯損傷

急に止まれるよう靴底が滑りにくい構造になっています。実際の試合では、声援のほかに「キュッ」「キュッ」という床と選手の靴が擦れる音を聞くことができます。

また、ボールをつかずに（ドリブルせずに）移動できるのは２歩までという特殊なルールがあるため急に止まることが多く、その際に足関節や膝関節に大きな負担がかかります。靴メーカーもその事実は十分に承知しており、足関節捻挫防止のため、足首まで覆うハイカットタイプの靴が存在します。

マイケル・ジョーダンの現役当時や、漫画「スラムダンク」が連載されていた1990年代は、バスケットシューズといえばハイカットでした。

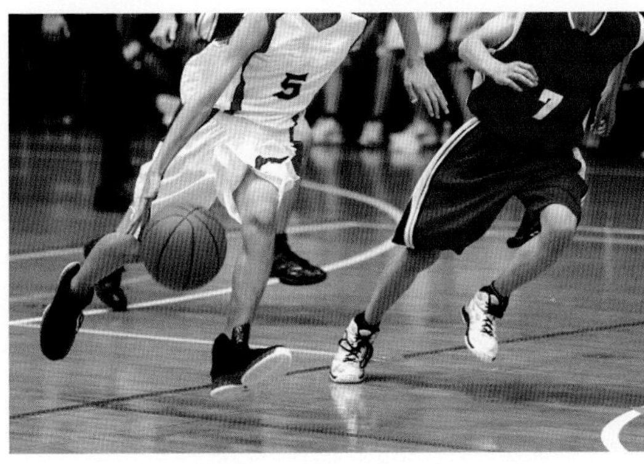

軽やかなステップを可能としているのは、体育館の床と靴底との間に存在する強大な摩擦

足や膝関節を安定させる役割の靭帯には強大な力がかかる

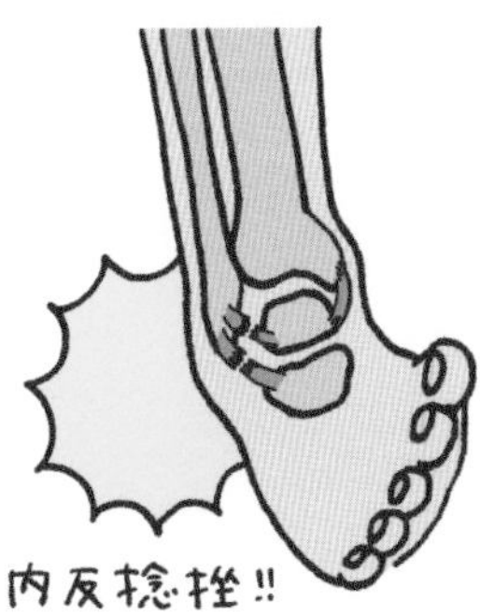
内反捻挫!!

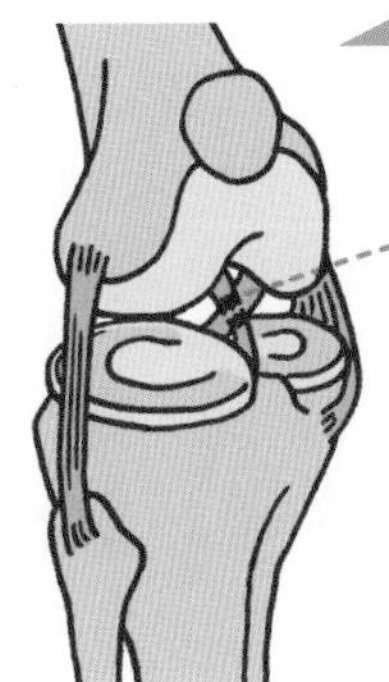
前十字靭帯
断裂!!

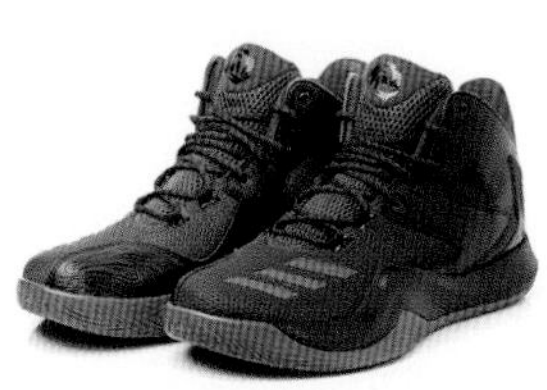

ハイカットシューズ

COLUMN プロバスケットボールプレーヤーの足にかかる負荷

2019年、マイケル・ジョーダン以来の逸材と評されたザイオン・ウィリアムソンが試合中に不自然な形で転倒。原因はバスケットシューズの破損。この事件から一夜明けた翌日には、ナイキの株価が一時最大1.7％減少。時価総額にして約11億ドルも減少してしまった。

198cm129kgの巨体でダンクシュートを決め、複数回に渡りリングを破壊しているザイオンの生み出す負荷に耐えられなかったバスケットシューズ。力学的にナイキの靴底接着面よりも靭帯のほうが強かったと言い換えることができる。アメリカのプロバスケットプレーヤーの強靭さを世界中に知らしめた事件。

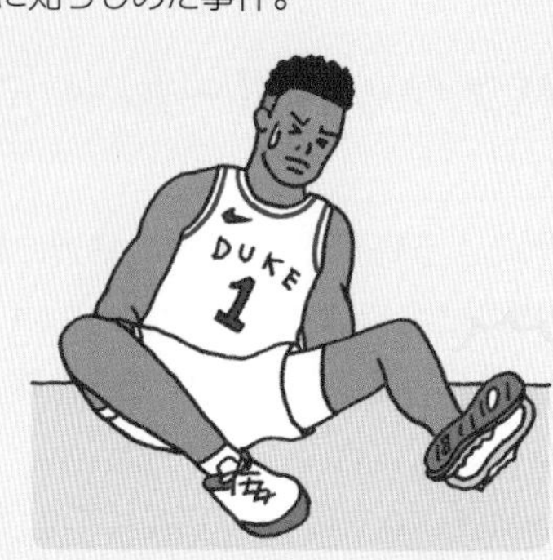

バレーボール→指の靭帯損傷、脱臼

比較的大きく重いボールを素手で弾くので、手指を怪我するのは当然の結果です。大学病院に勤務していた際には医学部生3人の指を整復しました。とくにブロックではアタックされた直後のボールをほぼ初速で受け止めますので、指の負担は想像を絶します。専用の手袋を用意してあげたいのですが、ルール上禁止されています。

対策として、ほとんどの選手がなんらかの指にテーピングをして出場しています。ちなみに1693年生まれの著者は、元バレーボール部の母に直接指導を受けたことがあります。1964年の前回東京オリンピックで“東洋の魔女”とよばれた日本女子が金メダルをとり、全盛の時代でした。

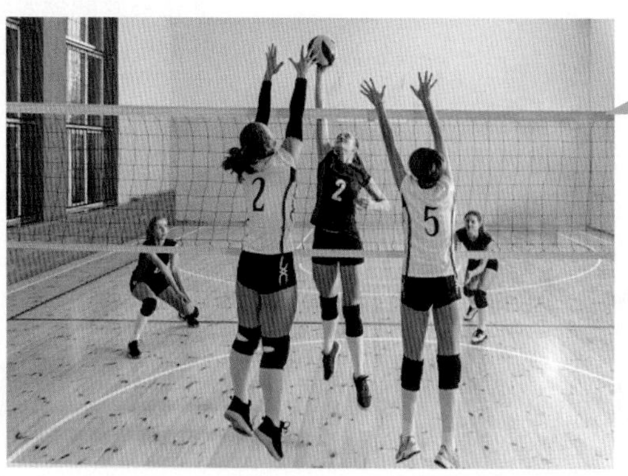

素手でボールをぶつけ合うオリンピック種目

ボールを介してはいるが、
ある意味格闘技

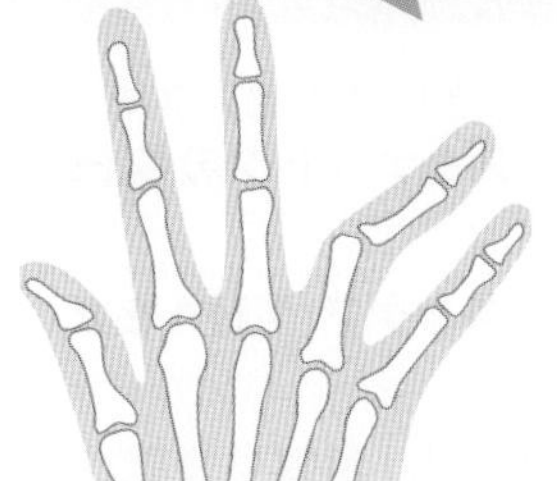

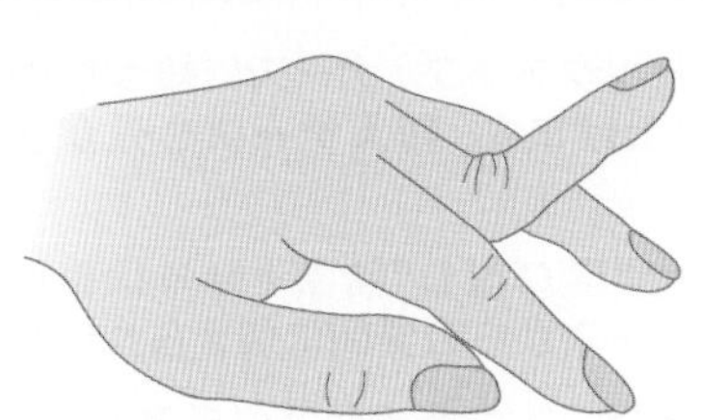

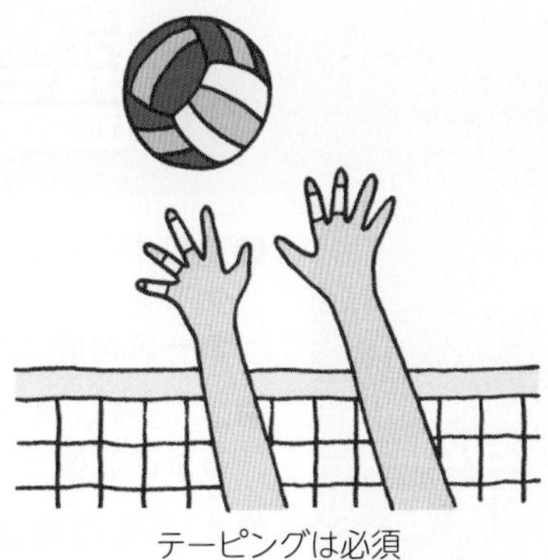

テーピングは必須

COLUMN　スポーツ大会に必要なドクターは何科？

比較的大きな大会では医師が帯同することがあります。私も広島国体の際に、当時勤務していた病院からソフトボール会場に派遣されました。まじかに見るピッチャーの球速に度肝を抜かれた記憶があります。

さて、「スポーツ大会＝スポーツ外傷」という思考回路で整形外科によく声がかかります。実際は観客の熱中症などによる気分不良の件数が圧倒的に多いようです。たまにスポーツ外傷が発生しますが、X線撮影などが必要なため、固定して救急車で病院に搬送です。実際に治療にあたるのは現場の医師ではありません。したがって現場で治療が必要な件数から判断すると整形外科にこだわる必要はなさそうです。スポーツ大会に適した科は、実は「内科」というのが整形外科医である私の感想です。

2014年の長崎国体の際は、開会式が行われた本会場、テント内での待機でした。整形外科関連の患者さんは1名のみで、もっとも多かった仕事は「喫煙所はどこにありますか？」という問い合わせに対する道案内でした。

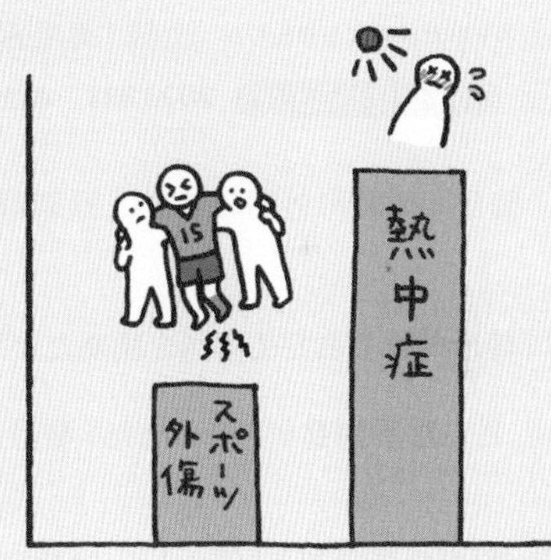

岡野邦彦
おかの・くにひこ

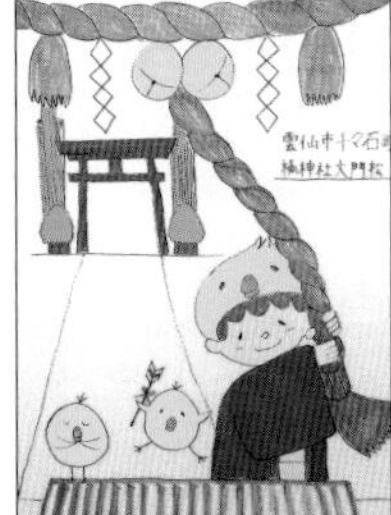

長崎県立こども医療福祉センター　整形外科診療部長。
医学博士、整形外科とリハビリテーション科の専門医、指導医。1988年、長崎大学医学部卒業。2年5カ月間、アメリカで基礎研究をしていたことがある。現在10カ所目の勤務地でこどもたちと戯れながら、小児整形外科を勉強中。
イタリア製ロードバイクで通勤し、病院机の30%は手品グッズとコップのフチ子に占拠されている。理解しやすく、忘れにくい整形外科学習法を提唱することが当面の目標。
診察室には長崎県の名所イラストを掲載中。1月は橘神社。
受診した保護者からは「コロナの感染対策で鈴が撤去されていた」「このしめ縄を締めたのはこの子のおじいさんです」などローカルな情報が届いた。

こちらも
おすすめ！

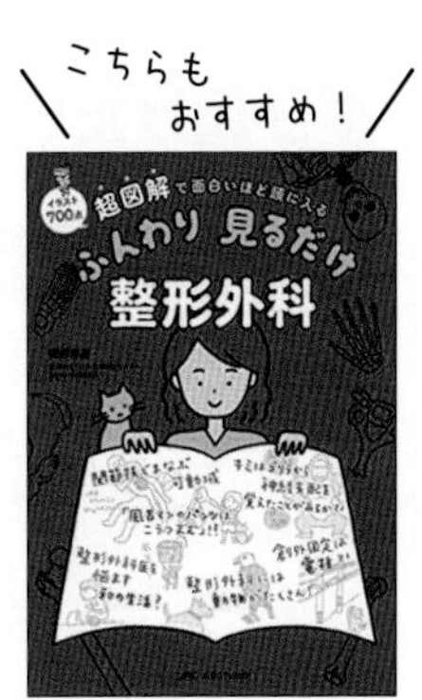

新連載

整形外科でおさえるべき

腫瘍とケア

プランナー・執筆 松下記念病院 病院長 村田博昭 むらた・ひろあき

第1回 整形外科と腫瘍（肉腫、がん）

整形外科領域の悪性腫瘍の特徴

- “がん”ではなくて“肉腫”が多い
- 患者さんの年齢は比較的若い
- 診断がむずかしい
- 一般整形外科でなく腫瘍専門医が治療

整形外科の“腫瘍”とは？

整形外科では骨・筋肉・神経などの運動器とよばれる臓器に生じた外傷や病気の治療を行います。おもな疾患は交通事故やスポーツによる外傷、膝や股関節に生じやすい変形性関節症、椎間板ヘルニアや狭窄症などの脊椎疾患です。一方、比較的まれな疾患として腫瘍があります。「整形外科で腫瘍？」と思われる方も多いでしょうが、運動器にも発生します。特定の専門医療機関で治療されることが多いですが、はじめて整形外科を受診される患者さんのなかにも多く存在します。一般の整形外科診療とは大きく異なり、腫瘍は「生死」にかかわります。

まれな疾患で、対応に苦慮

整形外科領域の原発腫瘍ではほかの悪性腫瘍と異なり、小児やAYA（アヤ）世代とよばれる思春期や若年成人の患者さんが多く、薬物療法の必要性や手術による運動器の機能低下などの十分な説明が必要です。

医療者は、何気なく腫瘍という言葉を使いますが、「腫瘍＝がん」と思う患者さんや家族は多くいます。一般整形外科では腫瘍を扱うことは非常に少ないため、その場で十分な説明を受けることもありません。腫瘍という言葉を聞いて、早く治療を始めないといけないと焦って専門医へ紹介されてくることが多々あります。対応する看護師は患者さんや家族に寄り添うケアや看護が高齢のがん患者さんとは異なった視点で求められますが、このような患者さんは少なく、経験する機会も少ないため対応に苦慮します。

そこで、「整形外科でおさえるべき腫瘍とケア」として骨・軟部腫瘍と転移性骨腫瘍（骨転移）について、事例を含めながら診断・治療・予後、ならびに患者さんに対してどのように看護ケアすべきかを連載することにしました。今回は、整形外科領域の腫瘍の特徴と患者さんや家族への対応を解説します。

骨腫瘍と軟部腫瘍

骨に腫瘍ができた場合には総称して骨腫瘍、皮膚や内臓器など以外に生じた腫瘍を軟部腫瘍とよびます。「腫瘍」と聞くと「がん」をイメージすることが多いと思います。腫瘍は正常組織とは異なる細胞が異常に増殖し、腫瘤を形成します。しばしば感染や炎症と間違われることもあります。

悪性と良性に分けられる

腫瘍は良性と悪性に分けられます。多くは良性腫瘍で、発生した部位でのみ腫瘍が大きくなります。一方、悪性腫瘍は腫瘍が大きくなるスピードが速く、さらに全身へ転移する可能性があり命にかかわります。整形外科で扱う骨や筋肉などの運動器から発生する悪性腫瘍は「肉腫」とよばれ、皮膚・腸・肺などの上皮性細胞から発生する「がん」とは異なります。

疾患の特徴

代表的な疾患として骨腫瘍では「骨肉腫」や「軟骨肉腫」、軟部腫瘍では「脂肪肉腫」や「平滑筋肉腫」などがありますが、症例数は少ない割にたくさんの病名があることも特徴です。悪性骨腫瘍のなかには骨組織から発生した腫瘍を「原発性悪性腫瘍」とよぶのに対し、もともとほかの臓器にがんが発生し、その後骨へ転移しがん細胞が大きくなった腫瘍を「転移性骨腫瘍」とよびます。同じように骨に変化が生じ、命にかかわる疾患ですが、原発か転移かでは治療や対応が大きく異なるためしっかり区別する必要があります。

発生部位に関して、四肢は整形外科ですが、頭部・顔面は脳神経外科、耳鼻科、眼科、皮膚科、形成外科、口腔外科などが対象となります。また、体幹部は整形外科、他科と協力して治療することもあります。骨腫瘍、軟部腫瘍、転移性骨腫瘍の詳細については次回から順次解説する予定です。

受診のきっかけ

骨腫瘍では患者さん自ら腫瘍があると自覚して受診することはありません。痛みなどの症状があるか、たまたま撮影した単純X線写真などで病変部が見つかることも多いです。

一方、軟部腫瘍では患者さんがしこりに気付くか、かかりつけの医師の診察時に指摘される

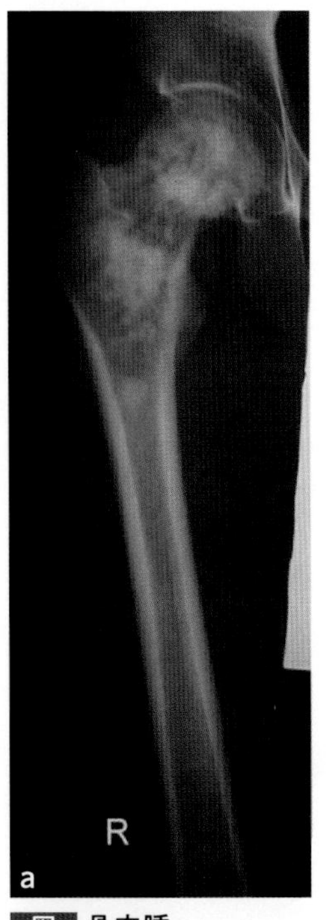

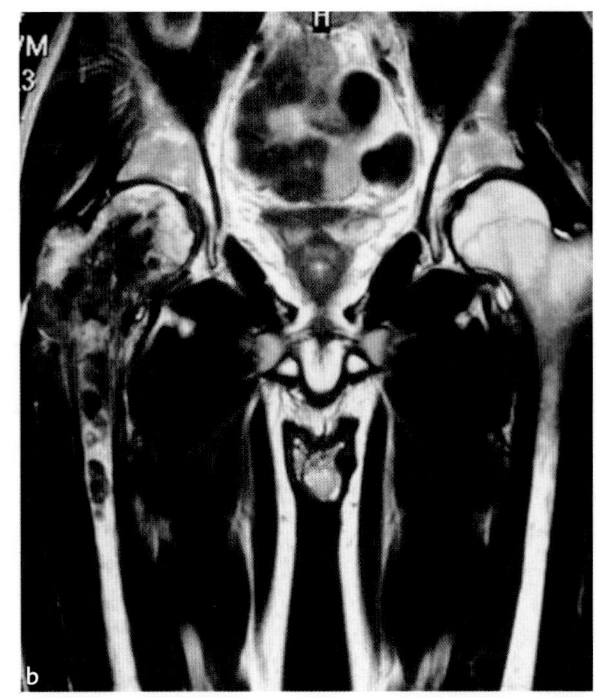

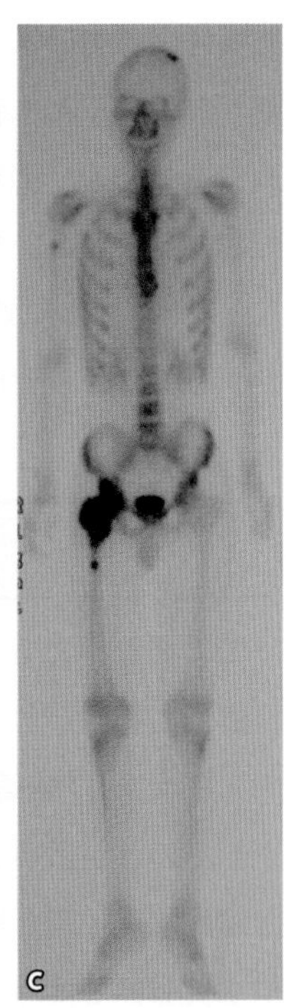

図 骨肉腫
a：単純X線像、b：MRI、c：骨シンチグラム。

ことがあります。転移性骨腫瘍は原発腫瘍科で全身検査を行ったときに見つかることが多いですが、痛みなどで整形外科を受診し、画像検査で悪性骨腫瘍が疑われ、その後ほかの臓器にがんなどの悪性腫瘍が発見されることもしばしばあります。

検査、診断

外来では問診、局所診察、画像検査、採血を行います。

問診・局所診察

一般に整形外科では既往歴や家族歴は軽視されがちですが、腫瘍では内科受診と同じく大切です。とくに、がんの既往歴は聞き落としてはいけません。がんと整形外科は関係がないと思っている患者さんも多くいます。転移性骨腫瘍を見逃さないためにも、医療者側からがんの治療歴がないか尋ねるほうが良いでしょう。

また、抗血栓薬の服用の有無も重要で、血腫と軟部腫瘍の鑑別に有用となることがあります。局所の診察では自発痛、圧痛、動作時痛、夜間痛などの痛みの様子や腫瘤を触診します。

画像検査 図

単純X線撮影、超音波検査、CT、MRIなどがあり、腫瘍の広がりや良悪性診断を検討します。必要に応じて全身検索のため骨シンチグラムやPET／CTが追加されます。高齢者の脊椎病変では骨粗鬆症（こつそしょうしょう）と骨腫瘍との鑑別が必要となることがあります。

採血

採血は、感染や関節リウマチなどの炎症性疾患との鑑別が必要なときに行います。また、肉腫に関してはがんと異なり特徴的な腫瘍マーカーはありませんが、転移性骨腫瘍が疑われるときには腫瘍マーカーを調べます。

病理診断

最終診断は病理診断となります。画像診断などから、明らかに良性腫瘍であると判断される場合は経過観察か手術が選択されます。一方、少しでも悪性腫瘍が疑われる症例では診断を確定させるために一部の組織を採取する生検術（組織試験採取）による病理検査が行われます。軟部腫瘍では外来で針生検術を行うこともあります。骨・軟部腫瘍の特徴としては診断名が非常に多く、画像だけで診断することがむずかしく、良悪性の診断ですら判定できないことがあります。そのため診断確定まで時間を要したり、最終診断に苦慮したりします。

悪性腫瘍の治療法

悪性腫瘍のおもな治療法は手術治療、薬物療法、放射線治療です。

手術治療

切除できる症例では通常、手術を行います。腫瘍が周囲の正常組織にも広がっていると考え、腫瘍の周りの正常組織（皮膚、皮下組織、骨、筋肉、神経、血管など）を含んだ広範囲切除が行われます。周りの組織を大きくとれば再発の可能性は低くなりますが、逆に正常組織を失うことで機能損失が大きくなります。患者さんに手術の効果と問題点をしっかり説明し、治療方針を決定しなければいけません。

薬物療法・放射線治療

薬物療法はすべての腫瘍に適応があるわけではありません。組織診断結果、年齢、副作用、全身状態など総合的に判断して、術前、術後、再発や転移時に選択されます。肉腫の薬物療法は長期の入院を要することがありますが、最近では外来通院で治療を行うこともあります。

放射線治療は悪性腫瘍手術後の残存例、手術治療ができない例、転移性骨腫瘍などの疼痛緩和例などに行います。

患者さんへのケアとナースに求められるかかわり

組織診断の結果が悪性とわかった場合、患者さんはまず不安や恐怖心が強くなります。骨・軟部腫瘍では学生、子育て中、働き盛りなどの若い患者さんも多く、説明後の精神的なケアはとくに必要です。また、患者さんが若年者の場合には親が同席することもあり、こちらのケアも大切です。

最近では、多職種でチームを作り治療することが多く、当院でも悪性腫瘍の診断、治療の説明をする際には看護師（がん看護専門看護師）同席で行っています。患者さんや家族は説明を聞いているようでも実際には何も頭に残っておらず、冷静な判断もできていないことがよくあります。診察室を出た後に状況を少しずつ把握し始めることも多く、その結果医師でなく看護師に質問することも多くあります。また、治療中の患者さんは身体面や精神面の不安が強く、つねに状態変化を把握し、ケアしていかなければいけません。

多職種が介入してのチーム医療は整形外科の腫瘍分野では必要です。看護師は主治医だけでなく、他科医師（精神神経科医や緩和ケア医など)、薬剤師、リハビリテーションスタッフ、社会福祉士など他職種のスタッフと密な連携を取る中心的役割が今後さらに求められます。

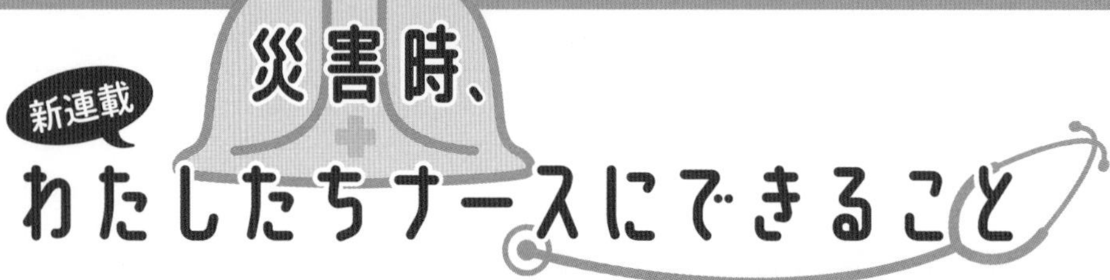
新連載
災害時、
わたしたちナースにできること

岩手県立大学看護学部 教授　千田睦美（ちだ・むつみ）
プランナー：九州看護福祉大学看護福祉学部看護学科 教授　山本恵子（やまもと・けいこ）

第1回　はじめの一歩 災害看護とは

■はじめに―災害看護とは―

近年のわが国ではさまざまな災害が多発しています。整形外科には被災後の外傷とそれにともなう骨折などで被災者の方々が入院するケースが少なくありません。災害看護の基本を学んでおくことで、そのような方々への看護の視点が広がります。本連載で、「災害時、わたしたちナースにできること」をみなさんといっしょに考えていきたいと思います。

■災害看護の教育と資格

みなさんは看護基礎教育において、災害看護に関連した科目を学んだ記憶があるでしょうか。2008年の保健師助産師看護師学校養成所指定規則の改正により、看護基礎教育で統合分野・統合科目が創設されたことから、災害看護に関連する科目を開講する基礎教育機関が増えました。卒業後の現任教育ではなく、“看護基礎教育の時点で災害看護を学んでおく必要がある“という認識が高まっているためです。看護学のなかではまだ新しい分野ですが、災害看護は特別な学問領域ではなく、看護学生や医療者として、必ず学んでおきたい分野です。

近年では基礎教育だけでなく、専門教育も拡大しています。例えば、国内5大学が共同で5年一貫の博士課程として災害看護を学ぶために開設した「災害看護グローバルリーダー養成プログラム」コースがあります。このコースでは災害看護の理論から実際、研究までを大学院で学ぶことができます。さらに2017年には、災害看護専門看護師の認定が始まりました。このように、災害看護の重要性は広く認知され、高度な教育体制が確立されてきました。

■災害看護の実践と研究の推進

災害看護分野の研究も多く行われ、研究成果をガイドラインなどの形で公表したり、実際の被災地支援に適用したりする試みが積極的に行われています。1998年に設立された日本災害看護学会は、災害看護の研究活動のみならず、先遣隊活動や国際的な災害看護ネットワークの構築に尽力し、平時・有事を問わずに災害看護の実践と研究の推進に取り組んでいます。

とくに阪神・淡路大震災の経験から学んだことを蓄積し、災害看護に関する啓蒙を行ってきた実績は、東日本大震災やそのほかの災害時における看護活動にも大きく寄与しています。

■専門職による災害支援チームと、その連携と調整

1. 日本看護協会による災害支援ナースの派遣

日本看護協会は都道府県看護協会と連携して、大規模自然災害発生時に災害支援ナースを派遣し、看護支援活動を行っています[1)]。都道府県看護協会には災害支援ナースが登録されており、被災県の看護協会内での支援活動、全国から支援ナースが派遣される広域支援対応など、多岐にわたる活動が行われています。

2. そのほかの災害支援チーム

看護以外にも、専門職の職能団体や学会単位で形成された災害支援チームが数多く存在します。例えば、DMAT（災害派遣医療チーム）、JMAT（日本医師会災害医療チーム）、DPAT（災害派遣精神医療チーム）、DHEAT（災害時健康危機管理支援チーム）、JRAT（大規模災害リハビリテーション支援関連団体協議会）などの多くのチームが、災害が起こると被災地支援に向かい活躍しています。

災害の規模によりますが、ほかにも日本赤十字社医療救護班や自衛隊が、発災後の非常に早い段階で支援チームを派遣します。これらのチームと参加者が被災者の支援に関する専門性を発揮できるよう、支援の場におけるニーズを分析して活動することになります。看護師も看護職として何ができるのか、何を求められているのかを考えなければいけません。

3. 他機関、他職種との連携・調整力

大規模な災害が起こると、国内、国外問わずに多くの支援が一斉に集まります。短期間に集中して人的、物的支援が寄せられますので、支援を受ける受援側の混乱は避けられません。災害看護というと、どうしても被災地に支援にいって実践する看護、と考えられがちですが、支援と同じくらい、受援も重要です。

寄せられた支援をいかに適切かつタイムリーに被災者、被災地に届けるかという点においても、災害看護の基本的な知識が必要となります。被災地の受援側のマネジメント力と、支援側の現状に合わせた連携・調整力の相互作用で、支援が有機的に展開します。

■災害時の対応の原則

●CSCATTTとは

災害時の対応の原則として、「CSCATTT（スキャット）」があります。CSCATTTとは、大規模災害時の対応に必要な原則で、医療者のみならず警察や消防など他職種との連携を行う際にも共通で認識しておきたい内容です（表）。

気が付いたところ・関心があるところを支援するという個人的な視点にとらわれず、CSCATTTに基づいて支援者およびチームが系統的・体系的・継続的に支援を進めます。

表 災害時の行動における7つの基本原則　CSCATTT

Command and Control	指揮と統制
Safety	安全の確保
Communication	情報伝達
Assessment	評価
Triage	トリアージ
Treatment	治療
Transport	搬送

●災害時という特別な状況下で生じるリスク

災害時は時間、マンパワー、モノに限界があります。トリアージを実施して限られた時間と医療材料のなかで、最大限の救命・処置・支援を実施することは、時に力不足を実感することにもなり、医療者にとって身を切られるような痛みをともないます。

被災地に派遣された支援者は、その後必ずフォローを受ける機会が与えられなくてはなりません。被災地での経験を語り、疲弊した心身を癒やすことが必要です。

ある災害の際、避難所で被災者の話を聞いていた傾聴ボランティアが、被災地の現状やあまりに生々しい被災者からの語りに抑うつ的になり、臨床心理士さんに支援を求める出来事があったと聞いたことがあります。つらい体験を共有することで支援者側も心身の疲弊が起こることを理解し、支援にあたる日数や期間、交代できる体制を確保するなどの対応策を講じておかなくてはなりません。

●あなたのいる場所が被災地になったら

被災地に赴く看護だけが災害看護ではありません。勤務中に所属している施設およびその地域で災害が起こることもあります。施設を利用している患者さんや利用者さんを守ると同時に、発災後に助けを求めて病院や施設等を訪れる被災住民への支援も同時に行うことになります。

災害などの緊急事態における企業や団体などの事業（業務）継続計画（BCP：Business Continuity Plan）をご存じでしょうか。医療施設においても、厚生労働省からBCPの作成が求められています。初動対応からBCPに基づいた体制を整え、診療機能の維持に努めますので、ぜひお勤めの施設のBCPを一度確認してみてください。

コラム　東日本大震災での経験

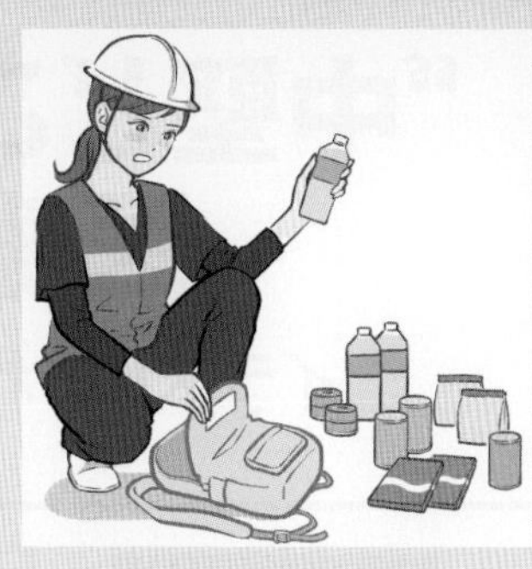

2011年3月に起きた東日本大震災で、私が住む岩手県は大きな被害を受けました。広域でライフラインが断絶し、寒さと不安に押しつぶされそうな数日を過ごしました。ライフラインが復旧しはじめ、被害の状況が少しずつ明らかになりました。

所属する大学に支援物資として届いたパンとペットボトルの飲み物をリュックに入れて、支援活動のために同僚と沿岸に向かいました。被災した住民の方々は近隣の方と助け合って、家にある食糧を分け合い被害の少なかったお宅でいっしょに暮らしていました。看護師だと伝えると体調の不安や心の動揺を話してくれました。

患者さんが沿岸の病院から比較的被害の少なかった内陸の病院に搬送されたときには、付き添ってきた看護師さんの白衣が黒ずんでいて、着替えや入浴もできず寝食を忘れて看護している様子を目の当たりにしました。

あれから11年が過ぎ、全国各地で起こる災害のニュースをテレビなどで目にするたびに、自分が支援者となる心構えを常にしておこうと気持ちを引き締めています。医療者はひとたび災害が起きると、被災者でありながら支援者となるのですから。

引用・参考文献

1）公益社団法人日本看護協会ホームページ　災害看護. https://www.nurse.or.jp/nursing/practice/saigai/index.html（2022年10月参照）

Campanio!

カンパニオ2023 01

「カンパニオ」(Campanio)とは、もともとは「パンを分け合う人々」のことで、つまり「仲間」を意味します。医療・看護に携わる「仲間」が知識や情報、考え方を皆でシェアする、そんなページを目指すメディカ出版専門誌の合同企画です。本企画は複数誌に掲載します。初出:「整形外科看護」2023年28巻1号 p.89 (89)〜p.95 (95)

古典落語と医療の深いカンケイ

～笑いは百薬の長と申しまして～

桂春蝶　かつら・しゅんちょう
1975年1月14日生まれ。実父である二代目桂春蝶の死をきっかけに落語家になることを決意。近年、「桂春蝶の落語で伝えたい想い。」をシリーズ化し、「ニライカナイで逢いましょう〜ひめゆり学徒隊秘抄録〜」など新作落語を次々と発表。

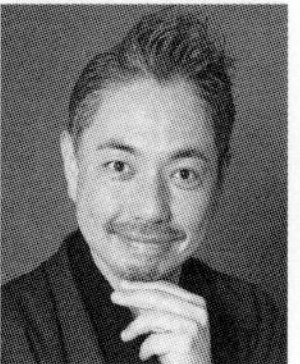

はじめまして！落語家の桂春蝶です

「笑い」とはどのようにつくられる？

カンパニオご愛読のみなさま、はじめまして！ 落語家の桂春蝶と申します。この連載では、落語という古典芸能が「医療」とどんなつながりがあったのか、おもしろく、好奇心溢れる内容で紐解いていきたいと思います。

まず、大前提として「笑い」とはどういう風につくられていくのでしょうか？ 大きな人気を博した桂枝雀（しじゃく）師匠という方がおられました。枝雀師匠の言葉を借りますと、笑いとは「緊張の緩和」から生み出されるもの。たとえば、普通の人が道でこけるよりも、恐ろしい鬼がバナナの皮を踏んでこけるほうが、より「笑い」につながるのだと。なぜなら鬼という恐ろしい存在は、まず「緊張」を与えているからです。その緊張が解かれた瞬間、人はクスッと笑ってしまうということなんですよね。

さて、その方程式からいうと「医療」の現場とは、人の命をあずかるものです。ここには一定の「緊張」が存在します。大衆芸能である古典落語のなかには、「町医者」とか「お薬」など、医療にまつわるネタがたくさんございます。ここで言うのは恐縮なのですが、そのお医者さまを茶化したり、笑い物にしてしまうものもある（笑）。それはお医者さまが大きな「権威」をもっていたために、その緊張の緩和による笑いを求めた。市井の人たちにとって、その笑いはささやかな代弁でもありました。その共感は、落語が広まっていった大きな要因にもなりました。

「医療小噺」をおひとつご紹介

私の大好きな「医療小噺」をご紹介します。

あるおばあさんが足の治療のため診療所にやってきた。

おばあさん「先生、右膝が痛いのでみてください」

医者「おばあさん、X線も撮ってみさせていただきました。とくに悪いところはありません」

おばあさん「じゃ、なぜこんなに右膝が痛いのですか？」

医者「まぁ、お年のせいでしょう」

おばあさん「先生！ いい加減なことを言わないでください！ だって…左膝も同い年なんだから」

このおばあさんの言ってること、合ってますよね（笑）。常識や科学で割り切れないものもあることを、「笑い」とともに伝えようとしたのが落語です。「医療あるある」が、数多く見受けられますよ。どうぞこれから、楽しくお付き合いくださいませ！

医療従事者が知っておきたい！

感染対策のスタート地点

もう「関係ない」なんて言えない！

前多 香 まえた・かおり
公益社団法人 地域医療振興協会 東京北医療センター 感染対策室 看護師長（感染管理特定認定看護師）。東京のコロナの渦の中心で、毎日もみくちゃになっています。趣味はサッカー観戦と筋トレ。ベンチプレス70kg 持ち上げるのが目標。

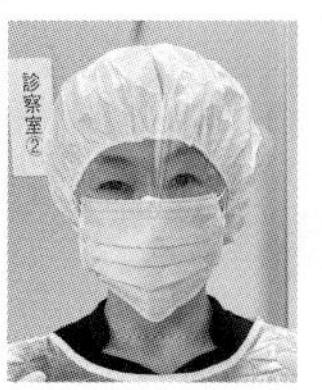

子供の保育園でコロナ発生！保護者は勤務してもよいですか？

コロナ禍の出勤体制

新型コロナウイルス感染症（COVID-19）は、発症の約２日前から感染性があることが分かっています。そのため濃厚接触者（濃接）については、感染症法の規定に基づくCOVID-19の感染の防止に必要な協力（外出自粛要請）として、“不要不急の外出はできる限り控える”ことが求められています。しかし、感染者が急増している地域においては、多数の医療従事者が感染者あるいは濃接となり出勤できないことから医療提供体制を確保できない事態（医療逼迫）が発生し、問題となりました。そのため政府は、「就業前に検査で陰性を確認する」「無症状である」など、いくつかの要件や注意事項を満たす限りにおいて、「濃接」となった医療従事者がCOVID-19対策に従事することは不要不急の外出に当たらない（つまり就業可能である）ことを通達しました[1)]。

家族が濃厚接触者となったらどうする？

ご質問にあるような、家族が濃厚接触者になった医療従事者（つまり「濃接」の「濃接」）については、こうすべきというクリアカットな回答はありません。どのように対応するかは、各施設の状況や、地域の流行状況などを踏まえて、判断するのがよいと考えます。参考までに、筆者が勤務している施設における方法を例としてお示しします。

家族が「濃接」と判定された職員には、家庭内で行う感染対策（**表**）について説明します。小さなお子さんがいるご家庭では、居室を分けることが難しいようですが、室内でもマスクを着用し、食事だけでも別の部屋で摂るなど、できる範囲で構わないので協力していただきます。そのうえで、毎日しっかり健康観察を行いながら、職員に症状がなければ就業可能としています。業務中は、感染対策を徹底するよう指導します…といっても特別なことではなく、「手指衛生」「サージカルマスク着用」「休憩時間の３密回避」など、普段からすべての職員にお願いしている、シンプルで基本的な感染対策です。もし職員が発熱や上気道症状を自覚した場合は、出勤を控え、外来受診するよう指示します。

COVID-19のパンデミックから３年、知見と経験の積み重ねによって、有効な対策が少しずつ明らかになっています。不安に感じるものをむやみやたらと排除するのではなく、基本的な感染対策を徹底しながら、医療提供体制を維持することが重要であると考えています。

（内容は2022年８月時点の知見に基づきます）

表 家庭内における感染対策

- 可能な範囲で、居室を分ける
- 定期的に窓を開けて換気する
- 共有スペースでは、マスクを着用する
- トイレや洗面所などの共有スペースは、手で触れる部分をこまめに消毒する
- こまめに手洗いを行う
- タオル類を共用しない
- ゴミは密封して部屋から持ち出す

（文献２を参考に作成）

引用・参考文献

1）厚生労働省．医療従事者である濃厚接触者に対する外出自粛要請への対応について．https://www.mhlw.go.jp/content/000968670.pdf
2）厚生労働省．ご家族に新型コロナウイルス感染が疑われる場合家庭内でご注意いただきたいこと～８つのポイント～．https://www.mhlw.go.jp/content/10900000/000601721.pdf

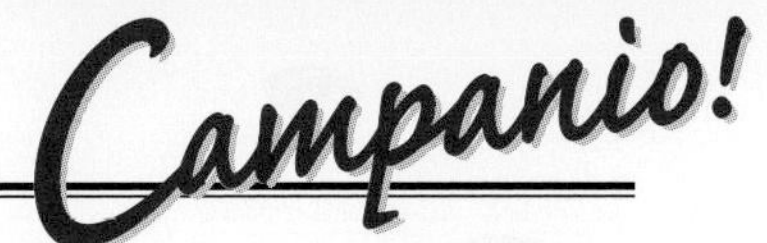

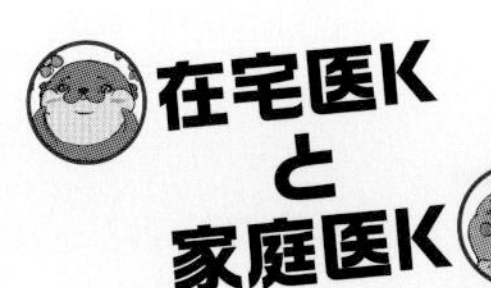

在宅医Kと家庭医K かんわのLINE

オピオイドに関するエトセトラ

河原正典　かわはら・まさのり
在宅医K。岡部医院仙台 院長／緩和医療専門医。仙台にて在宅緩和ケアに従事している。

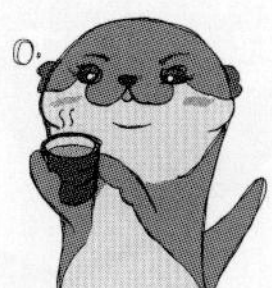

伊藤圭一郎　いとう・けいいちろう
家庭医K。東北大学大学院医学系研究科緩和医療学分野／家庭医療専門医。緩和ケア修行中。

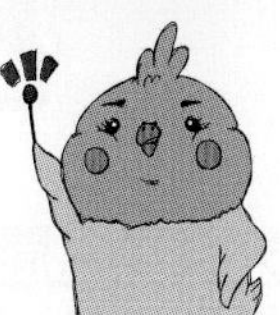

イラスト：市丸千聖　勤医協中央病院消化器外科

【症例】

66歳女性。半年前に膵臓癌と診断され、化学療法を受けている。腫瘍による心窩部痛が出現し、アセトアミノフェンを開始したが、痛みがすっきりとれず、夜は痛みで起きるほどであった。

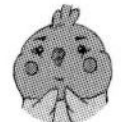

だんだん腫瘍が大きくなってきましたかね……。とりあえずWHOの3段階ラダーに則って弱オピオイドであるトラマドールを処方しようと思います。

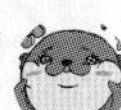

それも悪くない選択肢だね。ところで3段階ラダーは時代遅れ、って聴いたことはある?

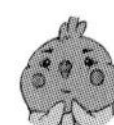

あれ?!　ちょっと前の講習会で、オピオイドの原則みたいなの教わりましたよ?　by mouth（経口で開始）、by the clock（同じ時間に）、by the ladder（ラダーに沿って）、for the individual（個々のケースに合わせて）、with attention to detail（注意を払って）。

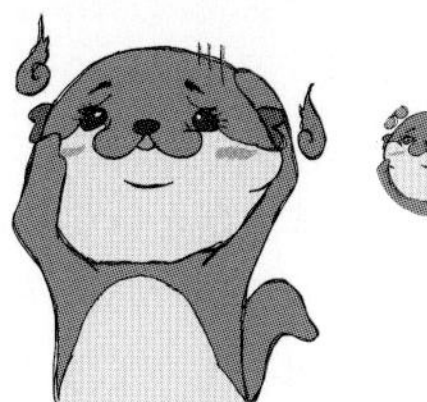

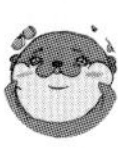

これ、早く浸透して欲しいなー。WHOのガイドラインは2018年に新しくなって、「by the ladder」はなくなったんだ。3段階ラダーは「単なるガイド」で、個々に合わせ痛みをちゃんと評価して適応を考えるべきと強調されているよ[1]。

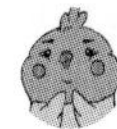

知りませんでした。

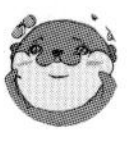

日本緩和医療学会のガイドラインでも、「がん疼痛（中等度から高度）のある患者に対して、強オピオイドの投与を推奨する（強い推奨、中等度の根拠に基づく）」と記載されているんだ[2]。

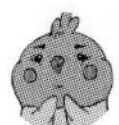

なるほど…、この患者さんは夜も眠れないほどだから、中等度以上って言ってもよいかもしれません。ところで、弱オピオイドをあえて使うときってどんな場合があるんでしょうか?

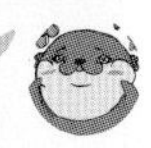

さっきのガイドラインでトラマドールの項目をみると、中等度のがん疼痛で、「患者の選好、医療者の判断、医療現場の状況で、強オピオイドが投与できないとき」には使ってもよいかもって書かれているね。

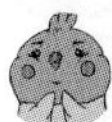

なるほど～。では、「医療用麻薬がどうしても嫌」っていう患者さんには良い適応かもしれませんね。ところで、弱オピオイドのほうが吐き気とかの副作用が少なかったりするのでしょうか?

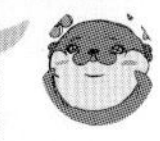

弱オピオイドとモルヒネを比べ、症状緩和はモルヒネの方が良くて、副作用はどちらの群も変わらなかったとする研究があるね[3]。この研究では弱オピオイドの人は結局疼痛コントロールできなくて、強オピオイドに変更になった人が一定数いたという点がポイントだよ。
この患者さんも、今後痛みが強くなっていく可能性があると思うので、いきなりモルヒネやオキシコドンなどの強オピオイドでもよいかもしれないね。もちろん、医療用麻薬に関する一般的な説明を忘れずに!

今日のポイント

- WHOの3段階ラダーは時代遅れ
- 中等度以上のがん疼痛であれば、初回から強オピオイドの適応を検討する

引用・参考文献

1）WHO Guidelines for the Pharmacological and Radiotherapeutic Management of Cancer Pain in Adults and Adolescents. 2018.
2）日本緩和医療学会．がん疼痛の薬物療法に関するガイドライン 2020 年版．2020.
3）Bandieri E, et al. Randomized Trial of Low-Dose Morphine Versus Weak Opioids in Moderate Cancer Pain. J Clin Oncol. 34(5), 2016, 436-42.

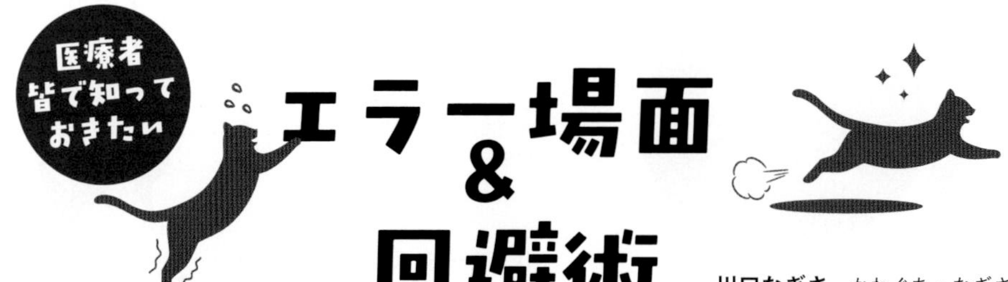
医療者
皆で知って
おきたい
エラー場面
&
回避術

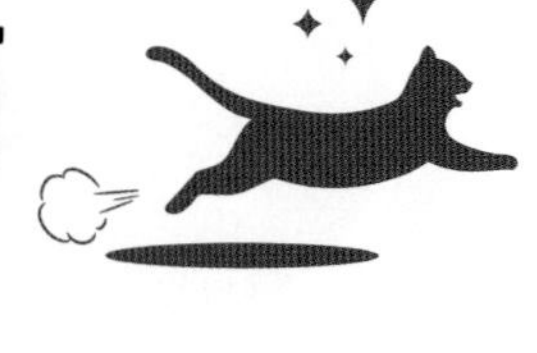

川口なぎさ　かわぐち・なぎさ
大阪市立総合医療センター看護部主幹。大阪市立総合医療センターに入職後、救命救急センターに配属。2006年救急看護認定看護師取得、看護師長まで救命救急センターで勤務。2019年から看護部主幹。認定看護管理者。医療安全管理学修士。

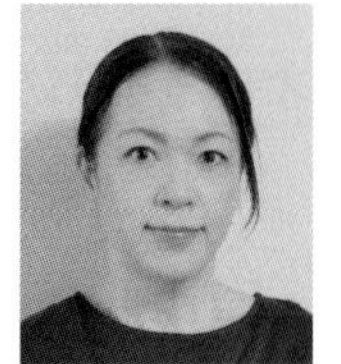

**完璧な人間はいない。
疑問に思ったら行動する前に確認を！**

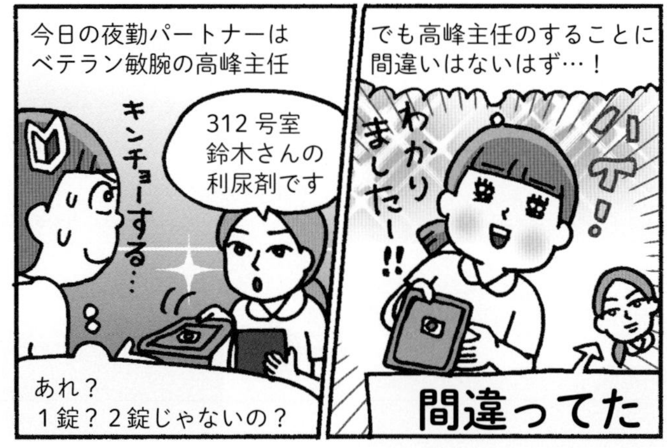
今日の夜勤パートナーは
ベテラン敏腕の高峰主任
キンチョーする…
312号室
鈴木さんの
利尿剤です
あれ？
1錠？2錠じゃないの？
でも高峰主任のすることに
間違いはないはず…！
わかりました－!!
ハイ!
間違ってた

イラスト：藤井昌子

今回の“エラー”場面

2年目看護師 馬締（マジメ）さんはこれから夜勤です。お相手は、他の看護師が一目置くような仕事がよくできる高峰（タカミネ）主任です。馬締さんは（高峰主任と一緒の勤務は安心だけど緊張するな…）と思いながら勤務に入りました。

点滴の準備をしていると、高峰主任がやってきました。「312号室の鈴木さんに利尿剤の指示が出たから、服用してもらって。私のチェックは済んでいるから」と利尿剤を1錠渡されました。鈴木さんは心不全で入院している患者さんです。鈴木さんに「利尿剤です」と渡しながら、（あれ？この薬、2錠で渡すことが多いんだけど…私の勘違いかな？ 高峰主任が間違うわけないよな）と利尿剤1錠にチラッと疑問を持ちましたが、そのまま確認もせずに服用してもらいました。2時間後、尿量があまり増えておらず追加の利尿剤を準備している時に、前回投与分が過少投与であったことが発覚しました。高峰主任は2錠渡したつもりだったそうです。

回避するには？

事例は、高峰主任のチェックが済んでいることで、馬締さんが安心し、自分では確認せずに間違った量を渡してしまったというものです。皆さんの周りでも、「あの先生（先輩）が言うのだから間違いないはず」と疑問をスルーしてしまうことがありませんか？「人は権威を持った人に弱い傾向がある」と言われています[1]。特に相手に対して緊張感を覚えるような場合、疑問を言葉にできなくなることがあります。馬締さんが疑問に感じた時点で確認していれば、高峰主任の間違いを防ぐことができたはずです。

人は誰でも間違えるものです。この人間特性を受け入れ、だからこそチームで補い合うという意識が重要です。

引用・参考文献

1）河野龍太郎．医療におけるヒューマンエラー．第2版．東京，医学書院，2014，47．

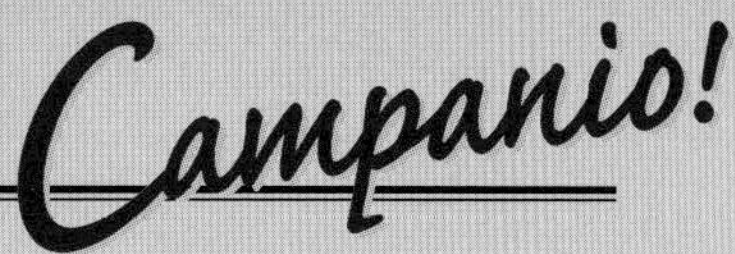

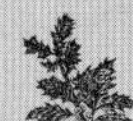

フィンランドの暴力対策・暴力被害者ケアから考える

患者のトラウマケア&メンタルヘルス ～医療者ができること～

久末智実 ひさすえ・ともみ
看護師、保健師、助産師。2011年公衆衛生学修士（フィンランド）、2017年医療経済とマネジメント修士（オランダ）。タンペレ大学（フィンランド）社会学部健康科学学科博士課程所属。パートナー間の暴力と医療費の研究に従事している。

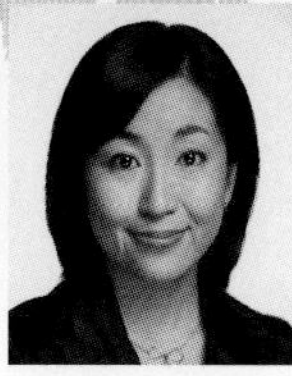

フィンランドの家庭内暴力の現状

私は現在、フィンランドでパートナー間の暴力と医療費の研究に取り組んでいます。医療者は日々の業務を行う上で、暴力の被害者を発見しやすい立場にあり、早期発見・早期支援へとつなげる役割と予防に向けた教育などさまざまな役割が期待されます。本連載では、家庭内暴力（ドメスティック・バイオレンス：以下、DV）に対して医療者ができることは何かについて、日本とフィンランドを比較しながら考えていきたいと思います。

フィンランドってどんな国？

フィンランドは北欧諸国の一つで、人口約550万人の小国です。最近ではロシアのウクライナ軍事侵攻に関連したNATO加盟への動きがニュースとなり日本でも大きな関心を集めました。

幸福度ランキングでは5年連続世界第1位[1]、ジェンダーの格差を示すジェンダーギャップ指数は世界第2位[2]、また、切れ目のない子どもと家族支援（ネウボラ）発祥の国としてもよく知られています。しかし、フィンランドの女性が生涯でパートナー、または元パートナーから身体的または性的暴力を受けた経験は約30%とEU諸国の平均よりも高いという調査結果が報告されています[3]。そのため、フィンランドでは国として暴力予防のさまざまな取り組みが行われています。

DVとは何か

近年日本でも、DVと児童虐待の関連が注目されています。DVは、日本では**「配偶者や恋人など親密な関係にある、またはあった者から振るわれる暴力」**という意味で使用されることが多く[4]、暴力の種類には、身体的暴力、精神的暴力（例:大声で怒鳴る)、性的暴力、経済的暴力（例:生活費を渡さない)、デジタル暴力（例：SNSやメールなどを使った誹謗中傷）が含まれます。

DVと経済的損失

DVにより、その被害者と子どもたちにはさまざまな身体的、精神的な健康障害が起こることが明らかになっています。特に子どもの前でDVが行われる「面前DV」は子どもへの心理的虐待に含まれ、子どもの成長に長期的な悪影響を与えることもわかってきました。DVの被害者は、暴力を受けていない人に比べて、短期的（ケガなどで救急医療を利用)、または長期的なストレスに関連したメンタルヘルスなどの健康障害のため、医療機関を多く利用することが知られています。また、警察や裁判の費用、社会福祉サービス、シェルターの利用・運営などの他にも、被害者が暴力に起因した健康障害のために、教育の中断や就労困難になるなど将来的な経済的損失への影響が懸念されます。そのためDVは家庭の問題にとどまらず、国の社会的課題として取り組む必要があると考えられています。

引用・参考文献

1) Helliwell, JF. et al. World Happiness Report 2022. New York. Sustainable Development Solutions Network. https://worldhappiness.report/ed/2022/
2) Global Gender Gap Report 2022. World Economic Forum 2022. https://www.weforum.org/reports/global-gender-gap-report-2022/
3) European Union：European Agency for Fundamental Rights. Violence against women：an EU-wide survey, 2014. https://www.refworld.org/docid/5316ef6a4.html
4) 内閣府．ドメスティック・バイオレンス（DV）とは．https://www.gender.go.jp/policy/no_violence/e-vaw/dv/index.html

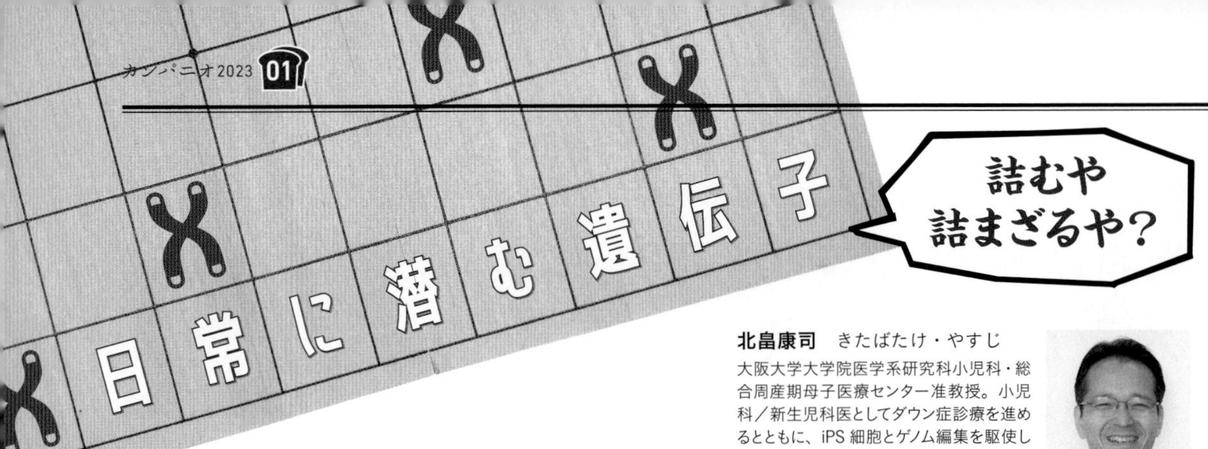

日常に潜む遺伝子 詰むや詰まざるや？

北畠康司　きたばたけ・やすじ
大阪大学大学院医学系研究科小児科・総合周産期母子医療センター准教授。小児科／新生児科医としてダウン症診療を進めるとともに、iPS 細胞とゲノム編集を駆使したダウン症基礎研究の沼にハマっています。ああ、しあわせ。

遺伝子は顔立ちを決め、人生を決める？

突然ですが、皆さんは「DNA」「遺伝子」「染色体」「ゲノム」がどう違うか説明できますか？

医療に携わる皆さんは、得手・不得手にかかわらず、遺伝子や DNA という言葉から逃れることはできません。病気の直接的な原因となるばかりではなく、かかりやすさや治りやすさなど遺伝子が関わらない病態はあり得ないのですから。

しかも厄介なことにこの遺伝子というものは、病気と向かい合ったときにだけ出てくるわけではありません。背の高さ、力の強さ、記憶力、せっかち、几帳面、朝寝坊。信じられないかもしれませんが、そのどれもが遺伝子の影響を受けています。遺伝子はあなたの日常に潜み、あちらこちらで顔を出すのです。

でも、もしも遺伝子がその人の生き様や思考まで全て決めてしまうのだとすれば、人は生まれてきた瞬間、すでに“詰んでいる”ことになってしまいます。それは納得できない半面、完全には否定しきれない部分もあったり……。果たしてあなたの人生、詰むや詰まざるや？

顔つきは生まれたときに決まっている？

親子の顔はよく似ていますよね。これぞ「遺伝」です。新生児科医というのは赤ちゃんの顔の変化を追いかけることのできる楽しい職業ですが、出生直後に間違いなく母親似であった赤ちゃんの顔が、数カ月もすると父親そっくりとなり、さらに1歳近くになると再び母親側に寄ってくる、といったふしぎな体験をすることがあります。皆さんの中にも、思春期は母親似として過ごしたにもかかわらず、年を経るにつれて鏡の中の自分に昔の父親を見るようになってきた、なんて経験をしている人はいませんか？　なんとまぁ遺伝子のすごさよ。

顔つきを作る遺伝子がある、という論文が最近著名な雑誌に掲載されました[1)]。世界から集めたそっくりさん（赤の他人なのに見事にうり二つ、芸術的です。ぜひご覧あれ！）の 32 組のペアから DNA を採取して調べたところ、ある遺伝子群の微小な変化（SNP）が同じだったというのです。驚くべきことに、生まれた場所も環境も異なる2人のそっくりさんは、結婚や飲酒、ペットや運動、家族などについても類似性があり、なんと顔が似ている人は生活スタイルも似ているというのです。やはり私たちの人生は遺伝子によって縛られているのでしょうか？

しかし、ココ·シャネルはこう言っています。「20歳の顔は自然から授かったもの。30 歳の顔は自分の生き様。だけど 50 歳の顔にはあなたの価値がにじみ出る」。またさらに「女は 40 を過ぎて初めておもしろくなるの」とも。自分の顔は自分で作り上げていくものであり、人生はそこからが楽しいということなのでしょう。皆さんはどう思いますか？

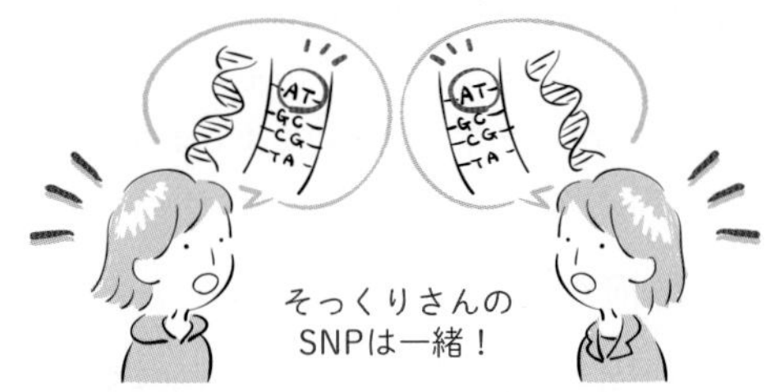

イラスト：イワトモ

引用・参考文献

1）Joshi, RS. et al. Look-alike humans identified by facial recognition algorithms show genetic similarities. Cell Rep. 40(8), 2022, 111257.

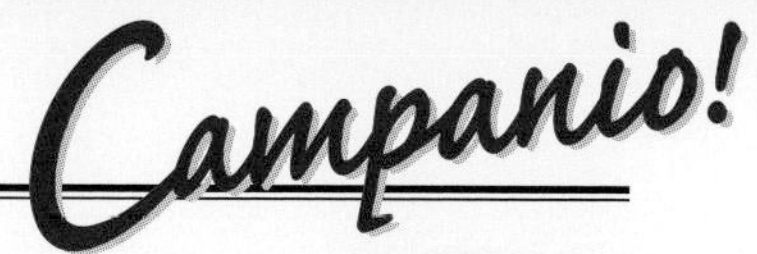

今日からできる 睡眠改善

寝起きのつらさと疲れにバイバイ！

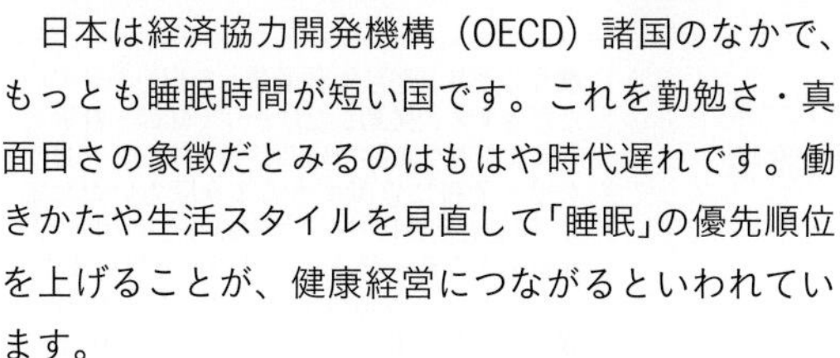

神川康子　かみかわ・やすこ

富山大学名誉教授、学術博士。(株)エムール睡眠・生活研究所所長、一般社団法人日本睡眠改善協議会・理事ほか。48年間「脳と心、身体の健康と睡眠」を研究。在職中は人間発達科学部長、理事・副学長を経験。「すいみん・かるた」作成。ユーキャン「睡眠セルフマネジメント講座」監修。

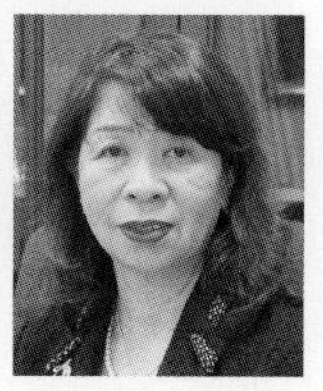

気持ちよく起きるためには突然の音より漸増光！？

日本は経済協力開発機構（OECD）諸国のなかで、もっとも睡眠時間が短い国です。これを勤勉さ・真面目さの象徴だとみるのはもはや時代遅れです。働きかたや生活スタイルを見直して「睡眠」の優先順位を上げることが、健康経営につながるといわれています。

しかし、企業規模や職種、環境によっては睡眠時間が少ない、不規則な眠りかたをせざるをえないという人も多いようです。とくに医療・福祉関連の職種は、コロナ禍では医療ひっ迫のなかで昼夜を問わず奮闘しています。睡眠の質・量ともに不十分で、朝すっきり起きられない、疲れが取れない、仕事中に睡魔に襲われるという人も多いと思います。本来は7時間前後の睡眠をとることが望ましいですが、やむをえず睡眠時間が短縮、分断されてしまうこともあります。

そうしたときの対策は、体内時計の乱れを最小限にして寝起きをよくするために、起床条件を整えることです。平日・休日を問わず起床時刻のずれは1時間前後までとし、大音量の目覚ましや家族の大声よりも、カーテンを数cm開ける、30分ほどかけて徐々に明るくなる照明器具を使用するなど、漸増光で部屋の中に日の出を演出すると効果的です。また日中の眠気の軽減には、15時までのあいだに20分以内の仮眠をとることも有効です。脳のリフレッシュ上手な人はよい仕事ができます。

芸人女ガールズの漫才コラム

女ガールズ

関西で活動する劇団「喜劇結社バキュン！ズ」の劇団員3名にて結成されたお笑いトリオ。「女芸人No.1決定戦 THE W 2021」では、結成0年のアマチュアながら決勝進出を果たした注目株！ 左から、あいかガールズ、なつきガールズ、まちこガールズ。

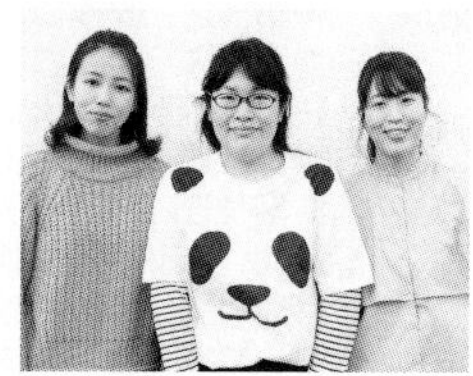

五十肩

なつき 最近、体の調子が悪くて、病院に行こうと思ってんねん。

あいか 大丈夫？ どこが悪いん？

なつき 肩のあたりが重いねん……。

まちこ 五十肩ちゃう？

なつき 嘘やろ？ まだ33歳やのに、いきなり五十肩？

あいか よかったな。四十肩免除されてるやん。

なつき 免除とかないねん！ 運転免許の実技みたいに言わんといて！

まちこ 腕が上がらへんの？

なつき いや、昼間は上がるねんけどな。寝てるときに体が動かされへんねん……。

あいか 寝てるとき？

まちこ それ、いつごろからなん？

なつき いつやろ……？ 夏に肝試しに行ったときくらいからかな？

あいか 肝試し？

なつき トンネルに供えてあったきれいなお花を持って帰って来たときやわ。

まちこ 取り憑かれてるだけやん！

あいか アホなん？ 33歳にもなって何でそんなことするん？

なつき その日から肩も重いし、耳鳴りもするし、ドアが勝手に閉まるねん。

まちこ 最後のやつ、病院の先生に何て説明するねん。

なつき どっかいい病院ないかな？

あいか 多分病院で治らへんわ！

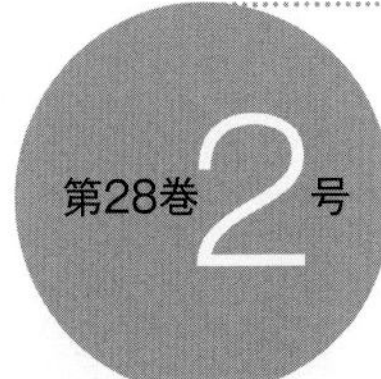

次号予告

整形外科看護

The Japanese Journal of Orthopaedic Nursing

2号は2023年1月上旬発売です

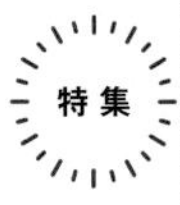

駆け込み de 復習!
ナースのわからないこと全・全・全部解消！

脊椎手術とケア

プランナー ●函館中央病院副院長/脊椎センター長
金山雅弘

【脊椎手術前後のケア】
特集 1　脊椎手術の前にやること
特集 2　脊椎手術の後にやること
【脊椎の手術】
特集 3　脊椎疾患と手術
特集 4　頚椎前方除圧固定術
特集 5　頚椎後方除圧固定術
特集 6　腰椎除圧固定術の後方アプローチ（PLIF/TLIF）
特集 7　腰椎除圧固定術の側方・前側方アプローチ（XLIF/OLIF）
特集 8　内視鏡下椎間板ヘルニア除去術
特集 9　経皮的椎体形成術（BKP）
【脊椎の治療で使う装具】
特集 10　フィラデルフィアカラー/ビスタカラー
特集 11　支柱付き頚胸椎装具
特集 12　軟性コルセット
特集 13　硬性コルセット
【脊椎術後の合併症】
特集 14　硬膜外血腫
特集 15　創部感染症
特集 16　硬膜損傷・髄液漏
特集 17　静脈血栓塞栓症（VTE）
特集 18　第 5 頚椎麻痺
特集 19　嚥下障害

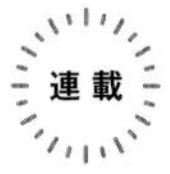

みんなの整形外科看護

災害時、わたしたちナースにできること

整形外科でおさえるべき腫瘍とケア

この美しくもわかりにくい整形外科の世界

←皆さまのご意見・ご感想を参考に、より良い誌面づくりに努めてまいりたいと考えております。ぜひアンケートにご協力ください。アンケートをお寄せいただきました方に、当社オリジナルノベルティをプレゼントいたします。アンケートフォームには左の QR コードからアクセスいただけます！

編集部から

【Twitterやってます！】
本誌内容や学会情報など、整形外科の話題をゆるりとお届けします。
フォロー＆リプライお気軽にどうぞ♪

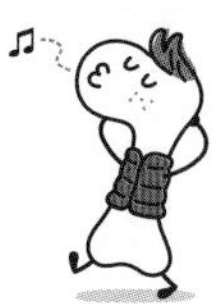

●今号より『整形外科看護』を担当させていただきます。異動したばかりで知識・経験ともにまだまだ未熟ではございますが、一日でも早く業務に貢献できるよう尽力いたします。雑誌をとおして少しでもみなさまの助けとなれるよう精一杯がんばりたいと思います。どうぞよろしくお願いいたします。（安富）
●今号より編集室に新しいメンバーが加わりました！はじめて担当になったとき、用語がわからなくてずっと調べていた記憶があります。そんな新人さんにもぜひ手に取っていただきたいです。また、新連載が３本スタートしました！これまでとは違った角度から、整形外科看護をお伝えしていきたいと思います。（能條）

整形外科看護

第 28 巻 1 号（通巻 356 号）
2023年1月1日発行（毎月1回1日発行）

発行人　長谷川 翔
編集担当　安富大也・能條未波・詫間大悟・山田美登里
編集協力　中倉香代・クニメディア株式会社・有限会社メディファーム
発行所　株式会社メディカ出版
〒532-8588
大阪市淀川区宮原3-4-30
ニッセイ新大阪ビル16F
編　集　TEL 06-6398-5048
お客様センター　TEL 0120-276-115
広告窓口　総広告代理店 株式会社メディカ・アド
TEL 03-5776-1853
e-mail　seikeigeka@medica.co.jp
URL　https://www.medica.co.jp
印刷製本　三報社印刷株式会社
定　価　（本体1,800円＋税）

Printed and bound in Japan
ISBN978-4-8404-8028-4